Liebe Hebamme,

Ihre Arbeitswelt ist bunt! Täglich begegnen Ihnen Menschen aus unterschiedlichsten Ländern, Kulturen und Religionen, Sie tauchen ein in verschiedenste Lebenskonzepte. Dies und die mannigfaltigen Schwangerschafts-, Geburts- und Wochenbettverläufe verlangen nach einer ganz individuellen Begleitung.
Bei der Behandlung von Beschwerden bedeutet Individualität auch die professionelle Nutzung einer therapeutischen Vielfalt, oft durch das Zusammenwirken von konventioneller und komplementärer Medizin. Die Autorinnen möchten Ihnen deshalb gleich zwei miteinander harmonierende Behandlungskonzepte näherbringen: Die Anwendung der Homöopathie und der Biochemie nach Dr. Schüßler – erstmals in diesem kompakten Praxisratgeber für Hebammen vereint.

Als Hebamme mit über 25-jähriger komplementärmedizinischer Erfahrung hat Birgit Laue die häufigsten Beschwerden im Wochenbett und in der Stillzeit in vier Kapiteln für Sie beschrieben und jeweils Ursachen, Symptome und Maßnahmen aufgelistet. Eine Auswahl bewährter homöopathischer Einzelmittel mit kurzem Steckbrief ergänzen die Therapieempfehlungen. Die Potenz- und Dosierungsangaben entsprechen denjenigen der Selbstmedikation, so dass auch homöopathisch bislang wenig erfahrene Kolleginnen leicht damit arbeiten können. Weiterführende Behandlungstipps runden die therapeutischen Maßnahmen ab.

Die Ausführungen und detaillierten Empfehlungen zur Anwendung der Mineralsalze nach Dr. Schüßler stammen aus der Feder der Vizepräsidentin des Biochemischen Bundes Deutschland, der Heilpraktikerin und namhaften Schüßler-Fachautorin Angelika Gräfin Wolffskeel von Reichenberg. Ihr eigenes Credo „Sobald man einer Sache Meister geworden ist, ist es an der Zeit, sein Wissen weiterzugeben" hat sie in diesem Buch fachkundig und mit viel Einfühlungsvermögen für die Bedürfnisse der Berufsgruppe Hebammen umgesetzt. So freuen sich beide Autorinnen nun sehr, Sie mit dem vorliegenden Ratgeber zukünftig in Ihrer wichtigen Arbeit zu unterstützen.

Herzlichst

Birgit Laue

Angelika Gräfin Wolffskeel von Reichenberg

3

Inhaltsverzeichnis

So arbeiten Sie mit diesem Buch:

Zum gezielten Auffinden der unterschiedlichen Therapieempfehlungen hat dieses Buch ein Farbleitsystem: Wichtige Informationen zu homöopathischen Einzelmitteln finden Sie unter dem Symbol der Apothekerwaage in grünen Textkästen.

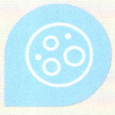

Das blaue Signet mit der stilisierten Zelle zeigt Ihnen in blau unterlegten Textpassagen Wissenswertes zum Thema Mineralsalz-Therapie an.

Unter dem Piktogramm des Hebammenkoffers lassen die beiden Autorinnen Sie einen Blick in ihr persönliches Beratungsrepertoire als Hebamme und Heilpraktikerin werfen.

2. Die Gesundheit der Mutter im Wochenbett

3. Die Stillzeit

4. Der Säugling

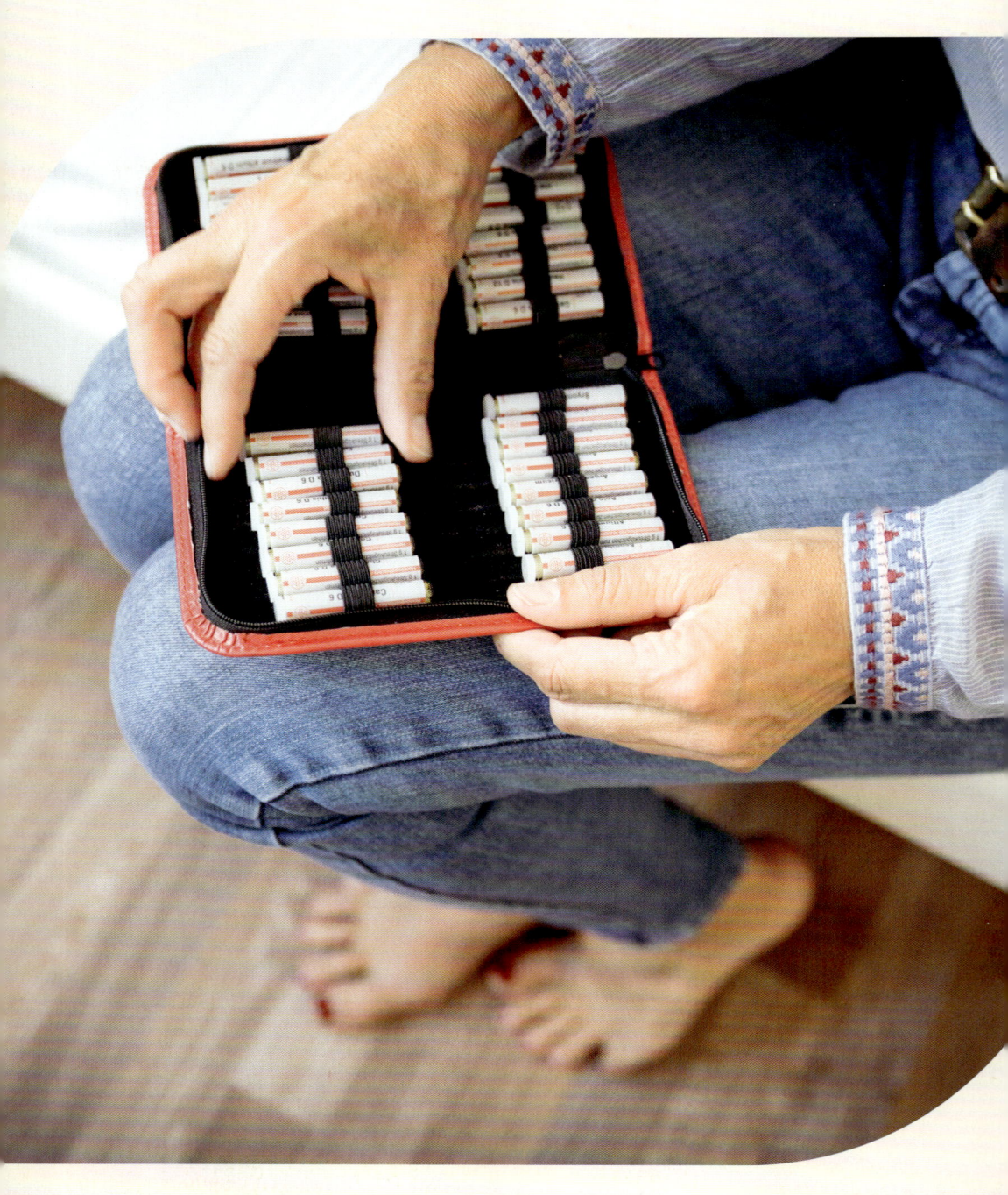

1.
Die Grundlagen der Homöopathie und der Mineralsalz-Therapie nach Dr. Wilhelm Schüßler

Die Homöopathie und die Mineralsalz-Therapie nach Dr. Wilhelm Schüßler bieten bei Befindlichkeitsstörungen und Beschwerden in den vulnerablen Phasen rund um Schwangerschaft, Geburt und Stillzeit eine natürliche Erweiterung und sanfte Alternative zur allopathischen Behandlung.

Die Grundlagen der Homöopathie

Vor über 200 Jahren leitete der deutsche Arzt und Wissenschaftler Samuel Hahnemann mit der Homöopathie einen Paradigmenwechsel in der Betrachtungsweise von Gesundheit und Krankheit ein. Mit seinem 1810 erstmalig veröffentlichten „Organon der Heilkunde" hat er schon früh einen salutogenetischen Ansatz vertreten, der in der originären Hebammenarbeit heute wichtiger ist denn je.

Samuel Hahnemann – Pionier der Komplementärmedizin

Christian Friedrich Samuel Hahnemann wurde am 10. April 1755 als 3. Kind des Porzellanmalers Christian Gottfried Hahnemann und dessen zweiter Frau, Johanna Christiane Spieß, in Meißen geboren. Seine Kindheit verbrachte der oft kränkelnde Samuel in Armut. Trotz seiner Begabung konnte er deshalb nicht regelmäßig die Schule besuchen. Sein strenger Vater verbot ihm zudem das Lesen, was den wissbegierigen Jungen allerdings nicht von Büchern fernhalten konnte. Erst nachdem seine Mutter sich für ihn einsetzte, stimmte sein Vater schließlich dem Schulbesuch zu, und Samuel erhielt ein Stipendium an der Fürstenschule in Meißen.

Nach Beendigung der Schule begann er 1775 ein Medizinstudium in Leipzig und eignete sich darüber hinaus Kenntnisse in Botanik und Chemie an. Später führte ihn sein Studium über Wien und Hermannstadt nach Erlangen, wo er seine medizinische Ausbildung mit einer Dissertation zur Ursache und Therapie von Krampfzuständen abschloss.

Nachdem er sich als Arzt in Hettstedt im Südharz niedergelassen hatte, war Hahnemann bald vom Wissensstand der Medizin und den damaligen Behandlungsmethoden, die im Wesentlichen aus exzessiven Aderlässen, Klistieren, Brech- und Abführkuren bestanden, derart enttäuscht, dass er die Medizin zeitweise ganz aufgab. Er beschäftigte sich stattdessen mit Pharmazie und Chemie und absolvierte in der Ordination seines Schwiegervaters die Ausbildung zum Apotheker. Den Lebensunterhalt für seine Familie verdiente er mit Übersetzungsarbeiten medizinischer und pharmazeutischer Literatur.

Bei der Übersetzung der Arzneimittellehre des schottischen Pharmakologen William Cullen, einem damaligen Standardwerk, stieß Hahnemann 1790 auf einen Hinweis, wonach Chinarinde aufgrund ihrer magenstärkenden und allgemein kräftigenden Wirkung zur Behandlung von Malaria geeignet sei. Hahnemann bezweifelte diese Aussage und führte einen Selbstversuch durch: Über mehrere Tage nahm er größere Mengen an pulverisierter Chinarinde ein und beobachtete an sich malariaähnliche Symptome. Nach Absetzen des Mittels verschwanden diese rasch wieder. Da Hahnemann in jungen Jahren an Malaria erkrankt gewesen war, konnte er die Symptomatik gut beurteilen. Diese Erfahrung brachte ihn auf die Idee, dass Arzneimittel, die beim Gesunden eine „künstliche Krankheit" (also vorübergehende Symptome) auslösen können, imstande seien, eine ähnliche „echte Krankheit" zu heilen.

Die drei Hauptprinzipien der Homöopathie

Das Ähnlichkeitsprinzip

1796 stellte Hahnemann erstmals seine berühmte Ähnlichkeitsregel: „Similia similibus curentur" (aus dem Lateinischen: „Ähnliches werde durch Ähnliches geheilt") der Öffentlichkeit vor. Dieses Grundprinzip besagt, dass eine Substanz, die beim Gesunden bestimmte Symptome hervorruft, genau diese Symptome bei einem Erkrankten heilen kann. Homöopathische Arzneimittel aktivieren als sogenannte Regulationsmittel die körpereigenen Selbstheilungskräfte.
Der Körper erhält durch das Mittel gezielte Impulse, die eine Gegenreaktion einleiten sollen. Der heilende und der krankheitsauslösende Reiz müssen also ähnlich sein, damit eine Regulierung durch den Organismus erfolgen kann. Die Wahl des richtigen homöopathischen Arzneimittels, das heißt die größtmögliche Ähnlichkeit zwischen Arzneimittel und individuellem Krankheitsbild, ist eine wichtige Voraussetzung für den Behandlungserfolg.

Allium cepa – Das Schnupfenmittel
Das Zerkleinern eine Küchenzwiebel (Allium cepa) bewirkt zum Beispiel tränende Augen und eine laufende Nase, manchmal sogar Niesen. In der Homöopathie wird Allium cepa deshalb häufig als Mittel bei Infekten mit diesen Symptomen eingesetzt.

Die Arzneimittelprüfung am Gesunden – das Arzneimittelbild

Die homöopathische Arzneimittelprüfung am Gesunden (HAMP) wurde von Hahnemann erstmals im Jahre 1790 ausgearbeitet. Sie bildet die Grundlage für eine umfangreiche, geordnete Sammlung von Prüfsymptomen der verschiedenen homöopathischen Arzneimittel. Nach dem Arzneimittelgesetz werden homöopathische Arzneimittelprüfungen den gleichen rechtlichen Bestimmungen unterworfen wie klinische Studien der Phase I, also zum Beispiel pharmakologische Studien am Gesunden. Bei modernen Arzneimittelprüfungen nimmt ein gesunder Proband, Prüfer genannt, nach Erstellen einer Eigenanamnese ein Arzneimittel in nicht toxischer Dosis über einen vorbestimmten Zeitraum ein. Während der Einnahmezeit müssen die Prüfer alle auftretenden Symptome und Veränderungen genau dokumentieren. Die detaillierte Beschreibung der Einflüsse von beispielsweise Bewegung, Körperhaltung und Temperatur mit Feststellung von tageszeitlichen Veränderungen sind wichtig, um bei jedem Symptom das Eigentümliche und Charakteristische aufzudecken.

Handelt es sich dabei um neu aufgetretene Symptome, so gelten diese als Prüfungssymptome. Die Prüfungssymptome aller Prüfer werden systematisch zusammengestellt, sie bilden die Grundstruktur für das so genannte „Arzneimittelbild" (AMB). Neben den Erkenntnissen aus der homöopathischen Arzneimittelprüfung stützt sich das Wissen über das Wirkungsspektrum der Arzneimittel auch auf die Ergebnisse pharmakologischer und toxikologischer Untersuchungen und die therapeutischen Erfahrungen am Patienten. Das Arzneimittelbild beinhaltet so das gesamte Wissen über das Wirkungsprofil eines homöopathischen Arzneimittels.

Die Erhebung des
individuellen Krankheitsbildes
Genauso wichtig wie die Kenntnis der Arzneimittelbilder ist das 3. homöopathische Prinzip, die Erhebung des individuellen Krankheitsbildes des Patienten, d. h. eine detaillierte Anamnese unter Berücksichtigung aller körperlichen und seelischen Symptome. Im Gegensatz zur konventionellen Anamnese, in der es um die Erstellung einer klinischen Diagnose anhand von krankheitstypischen Symptomen geht, hat die homöopathische Anamnese zusätzlich die Arzneimittelwahl nach dem Simile-Prinzip zum Ziel. Zu diesem Zweck muss der Arzt gerade die individuellen, ungewöhnlichen und auffallenden Symptome des Patienten herausarbeiten (§ 153 Organon). Hierin liegt die Kunst der homöopathischen Anamnese.
Die Symptome sind das nach außen gekehrte Bild einer Krankheit.

Bei der homöopathischen Anamnese müssen daher alle Symptome des Patienten vollständig erfasst werden, um der Krankheit auf die „Spur" zu kommen und das individuell passende Arzneimittel auswählen zu können.

Klassische Homöopathie

Nach der ausführlichen Anamnese werden die ausgewählten, ausschlaggebenden Symptome in einem Symptomenverzeichnis, dem sogenannten Repertorium, nachgeschlagen („Repertorisation"). In ihm sind alle Symptome in einer bestimmten Ordnung aufgelistet. Dies ermöglicht ein schnelles Auffinden derjenigen Arzneimittel, bei denen die relevanten Symptome aufgetreten sind. Meist kristallisieren sich dabei einige wenige Arzneimittel heraus, die anhand der Arzneimittellehre miteinander verglichen werden. Zur Therapie am besten geeignet ist das Arzneimittel, das der Symptomatik des Patienten am ähnlichsten ist. Die klassische homöopathische Therapie hat dabei das Ziel, die individuelle Konstitution und Krankheitsdisposition des Patienten umzustimmen und die Krankheitsursachen zu beseitigen.

Die eingesetzten homöopathischen Einzelmittel werden hier als Konstitutionsmittel bezeichnet. Sie werden nicht nach einzelnen Symptomen oder einer Krankheitsdiagnose verordnet, sondern schließen das Gesamtwesen des Menschen, seine körperlichen, geistigen und seelischen Beschwerden, Vorlieben, Abneigungen und Eigenarten (die Konstitution) ein.

Homöopathie nach bewährten Indikationen

Bei der Therapie nach „bewährten Indikationen" werden mit einer klinischen Diagnose bestimmte homöopathische Arzneien verbunden, die in der therapeutischen Praxis vielfach erfolgreich eingesetzt worden sind.

Die Therapie nach „bewährten Indikationen" findet typischerweise bei leichten, oftmals akuten Erkrankungen Anwendung und wird in diesem Rahmen von vielen Patienten erfolgreich in der Selbstbehandlung eingesetzt.

In der Regel stehen pro Diagnose mehrere bewährte Mittel zur Auswahl, wobei sich das passende Mittel meist mit Hilfe einiger weniger Fragen dem Beschwerdebild des Patienten zuordnen lässt.

*Wichtige Fragen
zur Mittelbestimmung*

- Wo ist das Symptom lokalisiert? (Ort, Gewebe und Ausstrahlung)
- Wann bzw. in welchem Zusammenhang trat das Symptom erstmalig auf? (auslösende Faktoren)
- Wie äußert es sich? (Schmerzcharakter, Art der Empfindung)
- Wodurch wird das Symptom verschlechtert oder gebessert? (Modalitäten)
- Gibt es Begleitsymptome? (in unmittelbarem zeitlichem Zusammenhang)

Herstellung und Anwendung von Homöopathika

Die Qualität der homöopathischen Arzneimittel ist durch das Deutsche Homöopathische Arzneibuch (HAB) amtlich festgelegt. Aufgrund dieser verbindlichen Vorschriften sind alle in Deutschland hergestellten homöopathischen Arzneimittel hinsichtlich eines bestimmten Wirkstoffes und des Arzneiträgers einer bestimmten Darreichungsform stets identisch.

Herausgegeben wird das Homöopathische Arzneibuch als Loseblatt-Sammlung, die Rechtsvorschriften werden im Bundesanzeiger des Justizministeriums veröffentlicht. Das erleichtert es, Ergänzungen einzufügen, um das umfangreiche Werk jederzeit auf dem neuesten Stand zu halten. Zu Beginn finden sich allgemeine Vorschriften, beispielsweise zur Lagerung. Der größte Teil des HAB besteht allerdings aus Substanzmonografien, in denen die Qualitätsanforderungen der üblicherweise verwendeten Stoffe definiert sind. Hier finden sich Angaben zu Herkunft, Eigenschaften, Standards, Analysemethoden und Potenzierung.

In der Homöopathie werden etwa 2000 anerkannte Mittel eingesetzt. Davon sind etwa 65 Prozent der Ausgangsstoffe pflanzlichen, ca. 30 Prozent mineralischen und 5 Prozent tierischen Ursprungs.

Potenzierung und Potenzen

Nach der Ernte werden die Pflanzen oder ihre Teile (je nach Herstellvorschrift) maschinell zerkleinert und in einem Alkohol-Wasser-Gemisch gelöst.

11

Diesen Vorgang nennt man Mazeration. Er dauert in der Regel mindestens 10 und bis zu 30 Tage. Anschließend werden die gelösten Pflanzen bzw. deren Teile abgepresst. Es entsteht die Urtinktur als erste homöopathische Arzneiform.

Alle flüssigen Arzneiformen, Dilutionen genannt, werden verdünnt und verschüttelt, d. h. sie werden zehnmal auf eine elastische Unterlage geschlagen – jeweils die Urtinktur mit Ethanol oder Wasser. Dieser Vorgang heißt Potenzierung und wird bei den meisten Herstellern heute noch ausschließlich von Hand durchgeführt. Je nach Anzahl der Schritte entsteht so die gewünschte Potenz.

Es gibt die homöopathischen Mittel in den Verdünnungsreihen D-Potenzen im Verhältnis 1:10, C-Potenzen im Verhältnis 1:100 und LM- (= Q-) Potenzen im Verhältnis 1:50 000.

Bei festen und unlöslichen Substanzen werden zunächst Verreibungen hergestellt. Abhängig von der Löslichkeit der jeweiligen Ausgangssubstanz dienen Urtinktur oder Verreibung (Trituration) auch als Basis für die Herstellung homöopathischer Arzneimittel. Die Verreibung findet in Mühlen statt, die wie Mörser arbeiten. Der Mahlvorgang dauert mehrere Stunden. Jeweils 99 Teile Milchzucker (Lactose) werden mit 1 Teil Ausgangsstoff verrieben. Das Resultat enthält Partikel nur noch in Mikrometergröße. Homöopathische Tabletten enthalten als Trägersubstanz daher Lactose.

Darreichungsformen

Neben Globuli, Tropfen und Tabletten gibt es Homöopathika auch als Salben, Zäpfchen, Ampullen, Gele oder Lotionen. Die Herstellung der beliebten Globuli (Einzahl: Globulus) erfolgt nach Vorschrift 10 des HAB. Dabei werden 100 Teile Kügelchen, die aus Zucker (Saccharose) bestehen, mit 1 Teil Dilution (mindestens 60 Prozent Alkohol) der jeweiligen Potenz benetzt; dies heißt Imprägnation und findet in großen Dragierkesseln statt. Durch die Rotation der Kessel und eine genau definierte Auftragungsweise findet die Flüssigkeit ihren Weg bis in den letzten Globulus. Globuli gibt es in unterschiedlichen Größen. Für die Indikationsgebiete rund um Schwangerschaft, Geburt und Wochenbett haben sich die Darreichungsformen Globuli und Tabletten bewährt. Über die Gabe von Dilutionen sollte aufgrund des enthaltenen Alkohols im Einzelfall entschieden werden.

Alkohol in homöopathischen Arzneimitteln

Für die Herstellung und die Haltbarkeit von Dilutionen ist ein Zusatz von Alkohol in den Arzneibüchern vorgeschrieben. Dieser dient vor allem dazu, Arzneistoffe aus Pflanzenzubereitungen zu lösen und die Haltbarkeit der Präparate über den gesamten Verbrauchszeitraum zu gewährleisten. Würde man darauf verzichten, wäre die notwendige Alternative der Zusatz eines Konservierungsmittels oder Stabilisators. Oft reicht bereits ein niedriger Alkoholgehalt von 18 Volumenprozent aus.

Bei einer arzneilichen Gabe werden normalerweise nur 5 bis 10 Tropfen einer alkoholhaltigen Dilution als Einzelgabe verabreicht. Die enthaltene Alkoholmenge ist minimal und bis zur nächsten Gabe längst abgebaut.

Auch bei der Herstellung von Globuli werden diese mit der Dilution des jeweiligen Arzneimittels benetzt. Dazu muss die flüssige Verdünnung einen Alkoholgehalt von mindestens 60 Volumenprozent haben. Der Alkohol verfliegt jedoch während des weiteren Herstellungs- und Trocknungsprozesses vollständig.

Durch seine Stoffwechselaktivität bildet der menschliche Organismus zudem auch selbst Alkohol, menschliches Blut weist physiologisch immer einen Gehalt von ca. 0,03 Promille auf. Dieser „natürliche" Gehalt wird durch die verordnungsgemäße Einnahme von alkoholhaltigen Arzneimitteln nicht in messbarem Ausmaß verändert und der Organismus nicht belastet.

Dosierung

Bei der Therapie nach „bewährten Indikationen" werden typischerweise tiefe Potenzen eingesetzt. Liegt keine andere Dosierungsempfehlung vor, gelten die Angaben der Packungsbeilage als Standard. Falls diese nicht zur Verfügung steht, gilt aktuell folgende Empfehlung:

Erwachsene
Tiefe Potenzen (bis D23 bzw. C11):
Bei akuten Beschwerden: Stündlich 5 Tropfen, 5 Globuli (Streukügelchen) oder 1 Tablette bis zum Eintritt einer Besserung, jedoch höchstens sechsmal täglich einnehmen. Danach dreimal täglich 5 Tropfen, 5 Globuli oder 1 Tablette zu sich nehmen.
Bei chronischen Erkrankungen: Ein- bis dreimal täglich 5 Tropfen, 5 Globuli oder 1 Tablette einnehmen.
Tabletten und Globuli (Streukügelchen) sollte man langsam im Mund zergehen lassen und Tropfen vor dem Schlucken einige Zeit im Mund behalten.

Kinder
Säuglinge im 1. Lebensjahr erhalten ein Drittel der Erwachsenendosis. Kleinkinder bis zum 6. Lebensjahr erhalten die Hälfte der Erwachsenendosis. Kinder zwischen dem 6. und 12. Lebensjahr erhalten zwei Drittel der Erwachsenendosis.

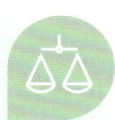

*Arzneimittelgabe
bei Kindern*

Für Säuglinge und Kleinkinder sind Globuli am besten geeignet. Werden Tabletten verabreicht, sollten diese vorher in Wasser aufgelöst werden. Bei alkoholhaltigen Dilutionen empfiehlt es sich bei der Gabe an Kinder, die Einzeldosis mit reichlich Wasser zu verdünnen oder die Tropfen in etwas Tee zu geben.

Die 20 wichtigsten homöopathischen Einzelmittel

Arzneimittel	Gynäkologie & Geburtshilfe	Modalitäten
Aconitum (Blauer Eisenhut)	Akute Beschwerden als Folge von Schreck oder Todesfurcht unter der Geburt (Geburtstrauma). Uterusatonie mit hellroter Blutung und Todesangst Akuter Harnverhalt nach der Geburt mit Schreien, Unruhe.	V*: nachts, im warmen Zimmer, durch kalten, trockenen Wind B**: im Freien
Apis mellifica (Honigbiene)	Ovarialschmerz. Ovarialzysten, besonders rechtsseitig. Brustabszess.	V: durch Berührung, Wärme, im geschlossenen, überheizten Zimmer B: durch Kälte, kalte Anwendungen
Arnica (Bergwohlverleih)	Schmerzhafte Wehen, unterstützt die Erweiterung des Muttermundes. Heftige Nachwehen. Zur Unterstützung der Wundheilung nach der Entbindung, nach Sectio, bei Dammschnitt, Dammriss. Uterus-Blutung infolge Verletzung. Geburtstrauma, Schock. Beim Säugling: Geburtsverletzung, Bluterguss, Schwellung. Kephalhämatom. Verletzungsbedingter Schock.	V: durch Berührung, Bewegung, Erschütterung, feuchte Kälte B: im Liegen
Arsenicum album (Weißer Arsenik)	Harninkontinenz nach Entbindung. Brennender Ovarialschmerz, besonders rechts.	V: nachts, durch Ruhe, Kälte, Druck, Berührung, Einengung, an der frischen Luft B: durch trockene Wärme, kleine Schlucke kalten Wassers oder Milch
Belladonna (Tollkirsche)	Gebärmutterentzündung. Heftige krampfartige Uterusschmerzen. Uterusblutungen. Postpartale Hämorrhagien. Stechender Ovarialschmerz, bevorzugt rechtsseitig. Fieberhafter Milchstau, Mastitis, Brustabszess.	V: durch Bewegung, Berührung, Erschütterung, Lärm, Licht, Kälte B: durch Ruhe, Rückwärtsbeugen

*V steht für Verschlechterung **B steht für Besserung

in der Gynäkologie und Geburtshilfe

Arzneimittel	Gynäkologie & Geburtshilfe	Modalitäten
Bellis perennis (Gänseblümchen)	Wundheitsgefühl der Bauchwände und des Uterus während der Schwangerschaft. Erschöpfungszustand nach Entbindung. Verletzung der Beckenorgane.	V: durch Kälte
Bryonia (Rotbeerige Zaunrübe)	Mastopathie. Mastitis. Fieberhafter Milchstau. Brust hart, heiß, geschwollen, schmerzhaft. Brustzysten. Ovarialschmerz mit Ausstrahlung in die Oberschenkel. Ovarialzyste, bevorzugt rechtsseitig.	V: durch jegliche Bewegung, Berührung B: durch Druck, Liegen auf der schmerzhaften Seite, Ruhe
Caulophyllum thalictroides (Frauenwurzel)	Wehenschwäche, Wehen unregelmäßig und unkoordiniert. Zervix außerordentlich rigide. Zittern ohne Geburtsfortschritt. Uterusatonie. Plazentaretention durch Muttermundspasmus. Verlängerte Nachblutung. Abortneigung.	V: durch Kälte
Chamomilla (Echte Kamille)	Uteruskrämpfe außerhalb der Menstruation, z. B. in der Schwangerschaft, vor und während der Entbindung, in der Stillzeit. Hochgradige Wehenschmerzen, unregelmäßige, insuffiziente Kontraktionen, begleitet von Agitation. Schmerzhafte Nachwehen.	V: nachts, durch Ärger, Wärme, Kaffee, Wind B: durch lokale Wärme
Cimicifuga (Traubensilberkerze)	Bedeutendes Mittel bei Frauenkrankheiten. Krampfwehen; Nachwehen.	V: durch Kälte, Aufregung, während der Menses B: durch lokale Wärme

Arzneimittel	Gynäkologie & Geburtshilfe	Modalitäten
Ferrum metallicum *(Eisen)*	Schwangerschaftserbrechen. Anämie in der Schwangerschaft. Blutverlust während der Entbindung. Uterusprolaps. Harninkontinenz.	V: durch körperliche Anstrengung oder Still- sitzen, nach Mitternacht. B: durch langsames Umhergehen
Gelsemium *(Gelber Jasmin)*	Schläfrig und schwach während der Wehen. Schmerzhafte Wehen mit Ausstrahlung in die Hüften und den Rücken. Zervix rigide.	V: durch Aufregung, Erwartungsspannung, schlechte Nachrichten, Denken an die Be- schwerden, durch Tabak, gegen 10:00 Uhr morgens B: durch Harnabgang
Ignatia *(Ignatiusbohne)*	Migräne und wechselnde Stimmung in hormonellen Umstellungsphasen.	V: durch Berührung, Tabakrauch, Kaffee, morgens B: durch Essen
Lycopodium *(Bärlapp)*	Vulvavarizen während der Schwangerschaft. Schleimhauttrockenheit. Ovarialzysten, Ovarialtumore rechtsseitig.	V: zwischen 16:00 und 20:00 Uhr, durch Wärme, morgens B: durch warmes Essen
Nux vomica *(Brechnuss)*	Schwangerschaftsübelkeit, -erbrechen.	V: morgens, durch geistige Anstrengung, geschäftlichen Ärger und Sorgen, Genussmittel, nach dem Essen B: abends, durch Wärme

Arzneimittel	Gynäkologie & Geburtshilfe	Modalitäten
Phytolacca (Kermesbeere)	Milchstau, Mastitis, Brustabszess. Brüste hart und empfindlich. Große Schmerzen beim Stillen, die in den Körper ausstrahlen. Hypogalaktie, Hypergalaktie. Bewährtes Mittel zum Abstillen sowie zur Förderung der Milchbildung.	V: nachts, durch nass-kaltes Wetter, Bewegung, warme Getränke (bei Halsschmerzen)
Pulsatilla (Küchenschelle)	Wehenschwäche. Lochialstau. Depressive Verstimmung im Wochenbett.	V: durch Wärme, abends, vor und während der Periode, durch fettes Essen B: durch Trost, Bewegung im Freien, frische Luft
Sepia (Sekret des Tintenfischs)	Schwangerschaftsübelkeit und -erbrechen, Hyperemesis gravidarum. Leeregefühl im Magen, Verlangen nach Saurem. Ausgeprägte Geruchsempfindlichkeit. Unterstützend bei Schwangerschaftsdepression. Vaginitis. Senkungsbeschwerden der Beckenorgane, Uterusprolaps. Plazentaretention (oft Ausschabung oder Interruptio in der Vorgeschichte). Haarausfall in Folge hormoneller Umstellung, z. B. nach Entbindung.	V: vor und während der Menses, durch Geschlechtsverkehr, Kälte B: durch Bewegung, körperliche Anstrengung, Tanzen, frische Luft
Silicea (Kieselsäure)	Dehnungsschmerzen der Mutterbänder. Schwangerschaftsstreifen. Mastitis, Brustabszess. Salpingitis	V: durch Kälte B: durch Wärme, warmes Einhüllen
Staphisagria (Stephanskraut)	Juckreiz im Bereich der Vulva. Unterstützung der Wundheilung nach Dammschnitt, Sectionaht. Beschwerden als Folge von operativen Eingriffen. Darmlähmung nach Operation.	V: durch Ärger, Kummer, sexuelle Exzesse, Tabak

Die Grundlagen der Mineralsalz-therapie nach Dr. Schüßler

Im 18. und 19. Jahrhundert führten grundlegende Erkenntnisse in den Natur-wissenschaften zu einem neuen Denken und damit zu veränderten, neuen Konzep-tionen in der Medizin. Die Zeit war geprägt von einer Abkehr der bis dahin geltenden naturphilosophischen Betrachtungsweise des Menschen und der Krankheiten hin zu einer naturwissenschaftlich begrün-deten Medizin. Es wurde erkannt, dass Veränderungen, die das sogenannte innere Milieu eines Organismus – das heißt die biochemischen Abläufe in den Zellen – stören, maßgeblich an der Entstehung von Krankheiten beteiligt sind. In dieser Phase des Umbruchs lebte auch Wilhelm Heinrich Schüßler, der Begründer der Biochemisch-en Heilweise.

Wilhelm Heinrich Schüßler – Entdecker der biochemischen Funktionsmittel

Wilhelm Heinrich Schüßler wurde am 21. August 1821 in Bad Zwischenahn im Großherzogtum Oldenburg geboren. Aus finanziellen Gründen konnte er erst im Alter von 30 Jahren mit dem Medizinstudium beginnen. Obwohl die damalige Schulmedi-zin die Homöopathie stark bekämpfte, erfuhr diese in der Bevölkerung wegen ihrer Heilerfolge großen Zuspruch. Als homöopathisch arbeitender Arzt eröffnete Schüßler 1858 in Oldenburg seine eigene Praxis und arbeitete dort als Arzt, Wundarzt und Geburtshelfer. Durch die beginnende naturwissenschaftliche Einsicht, dass Mineralstoffe für den Zellstoffwechsel und die Krankheitsentstehung eine sehr große Bedeutung besitzen, begann Schüßler, sich mit den in der Homöopathie gebräuchlichen Mineralstoffen vermehrt auseinanderzuset-zen. Seine Forschungen führten ihn zu der Erkenntnis, dass 12 Mineralstoffe beson-ders wesentliche Funktionen ausüben. Diese setzte er in der Folge in homöopa-thisch potenzierter Form ein. Trotz großer Skepsis seitens seiner Kollegen, auch der homöopathisch tätigen, verbreitete sich die Behandlung mit den „biochemischen Funktionsmitteln" rasend schnell. Schüßler starb am 30. März 1898 in Oldenburg.

Die vier Lehrsätze der Biochemie nach Schüßler

Das Lehrgebäude Schüßlers:
1. Die kleinste Lebenseinheit ist die Zelle.
2. Das Wesen der Krankheit ist die patho-gen veränderte Zelle. (nach Virchow)
3. Gesund bleiben kann der Mensch nur, wenn er über die nötigen Mineralstoffe in der erforderlichen Menge und im richtigen Verhältnis verfügt. (nach Moleschott)

Aus diesem Wissen heraus entwickelte Schüßler seine eigenen Lehrsätze:

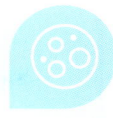

1. Alle Krankheiten entstehen durch einen Mangel an bestimmten lebensnotwendigen Mineralstoffen in der Zelle.
2. Durch Zuführung der fehlenden Mineralsalze tritt die Heilung ein.
3. Die Zuführung der Mineralstoffe darf nur in allergeringsten Mengen erfolgen.
4. Die Zuführung der fehlenden Stoffe muss in solch einer Verdünnung erfolgen, dass der Übertritt des funktionssteigernden Salzes unmittelbar durch die Schleimhäute in Mundhöhle, Schlund und Speiseröhre direkt ins Blut erfolgen kann.

Die Bedeutung von Mineralstoffen für den Stoffwechsel

Für den Stoffwechsel sind Mineralstoffe ein lebensnotwendiger Bestandteil. Mineralstoffe nach Schüßler sind keine Mineralien im üblichen Sinne, wie wir sie in Lebensmitteln finden. Im menschlichen Körper treten Mineralien zum einem als Feststoffe auf, zum anderen in den Körperflüssigkeiten in Form von Ionen. Diese werden für viele Vorgänge im Körper benötigt. Da die Mineralstoffe im Organismus für lebenswichtige Funktionen notwendig sind und ihre spezifische Gabe gestörte Funktionen

wieder in Gang bringt, spricht man bei diesen Arzneien in potenzierter Form auch von biochemischen „Funktionsmitteln" oder von den „Salzen des Lebens". Diese Mineralsalze können, da sie „anorganisch" sind, nicht vom Körper selbst hergestellt werden.

> *„Gesundheit ist das quantitative Gleichgewicht der einzelnen Mineralsalze, Krankheit entsteht erst durch das Ungleichgewicht dieser Mineralsalze."* Wilhelm Schüßler

Besonderheiten und Anwendung der Schüßler Therapie

Von anderen Therapien mit Mineralstoffen unterscheidet sich die Schüßler Therapie in einem ganz wesentlichen Punkt: der Dosierung. Während man üblicherweise einen Mineralstoffmangel durch hohe Dosen auszugleichen versucht (Substitution), wählte Schüßler einen anderen Weg: Durch Gabe der Mineralsalze in potenzierter Form wird ein sanfter Reiz ausgeübt, der die Zellen dazu anregt, die lebensnotwendigen Mineralsalze vermehrt aus der Nahrung aufzunehmen und diese richtig zu verteilen. Das Lutschen der Schüßler-Salze hilft dem Körper, die Mineralstoffe genau an den Ort des Geschehens (in den Zellen) gelangen zu lassen, an dem sie gerade benötigt werden.

Die aus den Lebensmitteln aufgenommenen Mineralien dienen als Baustoffe und bilden die mineralische Grundlage für den Körperaufbau und die Stoffwechselprozesse der Zellen.

Unter dem Stichwort „Mangel" ist normalerweise kein mengenmäßiger Mangel zu verstehen, sondern eine Verteilungsstörung. Schüßler nannte das die „Bewegungsstörung" der Mineralstoffe.

Die Potenzierung

Schüßler erkannte, dass er die Mineralstoffe potenzieren musste, da diese sonst direkt über die Nieren ausgeschieden und weder Zellen noch Blut erreichen würden. Schüßler selbst setzte hauptsächlich die Potenz D6 ein, mit Ausnahme von Calcium fluoratum, Ferrum phosphoricum und Silicea, die wegen der geringen Löslichkeit in D12 verordnet wurden. Die Schüßler-Salze 1 bis 12 gibt es dank verbesserter Herstellungsverfahren in den Potenzierungen D3, D6 und D12. Die Herstellung erfolgt in einer stufenweisen Verdünnung und Verreibung mit Milchzucker im Verhältnis 1:9 (D-Potenz). Die potenzierten Mineralsalze zirkulieren so lange im Blut, bis sie in die Zelle gelangen. Die Potenzierung hat den Vorteil, dass das Mineral dadurch eine andere Eigenschaft erhält und nun in der Lage ist, die Zellfunktion anders zu beeinflussen als das anorganische Mineral in seiner Grundsubstanz. Die von Schüßler gewählten Mineralsalze fördern die Stoffwechselfunktion der Gewebe, Zellen und Organe. Deshalb werden sie auch Funktionssalze oder Funktionsmittel genannt.

Die Wirkung der Salze auf den Organismus

Wir können die Gesundheit nur erhalten und Krankheiten heilen, wenn der Organismus in der Lage ist, sich auf wechselnde Umweltbedingungen und Anforderungen einzustellen und angemessen darauf zu reagieren. Voraussetzung dafür ist jedoch eine intakte Biochemie der Zelle und der Zwischenzellsubstanz (auch „Zwischenzellmatrix" oder „Interstitium" genannt). Mineralsalztabletten nach Dr. Schüßler entfalten ihre Wirkung als Funktionsmittel an der Zellmembran und innerhalb der Zelle, aber auch in der Zwischenzellmatrix. Es ist erwiesen, dass Stoffe in niedriger homöopathischer Potenzierung die Funktion des Immunsystems unterstützen können. Mineralstofftabletten beeinflussen das Energiepotenzial der Zellmembran und verbessern die Reaktionsfähigkeit der Zelle. Die biochemischen Mineralsalze können dabei eingesetzt werden als Entzündungssalze (akut wie chronisch), Nervensalze, Blutsalze, Knochensalze, Muskelsalze, Salze für die Bänder, Salze für die Schutzorgane, Salze für die Blutgefäße, fäulnisverhütende Salze oder auch als Drüsensalze.

Einnahmeempfehlungen und -vorgaben

Bei der Einnahme von Schüßler-Salzen wird im Allgemeinen Folgendes empfohlen: Tabletten im Mund zergehen lassen, da die heilwirksamen Salze dann bereits über die Mundschleimhaut aufgenommen werden können. Dies bewirkt eine bessere und schnellere Aufnahme in den Organismus. Eine mögliche Beeinflussung durch die Verdauungssäfte kann so ebenfalls vermieden werden. Am besten 1 bis 2 Tabletten im Mund lutschen. Alternativ können die biochemischen Funktionsmittel aufgelöst in etwas abgekochtem heißem Wasser und anschließend auf Mundtemperatur abgekühlt, kauend getrunken werden –

diese Art der Aufbereitung wird „Heiße X" (X ist die Nummer des Salzes) genannt. Dies empfiehlt sich vor allem bei größeren Einnahmemengen. Die biochemischen Funktionsmittel sollten ca. eine halbe Stunde vor oder nach den Mahlzeiten gelutscht werden. Im Rahmen einer Behandlung können im Laufe eines Tages bis zu 3 bis 4 verschiedene Schüßler-Salze zur Anwendung gelangen.

In der Regel werden zwei- bis dreimal täglich 1 bis 3 Tabletten verabreicht, im Akutfall kann auch eine größere Anzahl Tabletten häufiger zum Einsatz kommen. Langsam wirkende Salze, wie Nr. 1 Calcium fluoratum und Nr. 11 Silicea, können über Monate bis Jahre angewendet werden. Eine Überdosierung ist im üblichen Dosisbereich auch bei einer längeren Einnahme von verschiedenen biochemischen Funktionsmitteln nicht möglich.

Die Zwei- oder Drei-Gläser-Methode

Diese Methode ist für eine wirkungsvolle und zügige Anwendung zu empfehlen. Hierbei von den gewählten Schüßler-Salzen jeweils 5 Tabletten in ein Glas geben, mit kochendem Wasser übergießen, mit einem Kunststofflöffel einmal aufrühren, dann etwas abkühlen lassen. Nicht nochmals aufrühren, die Trägersubstanz kann im Glas verbleiben. Die Anwenderin bereitet sich ihre entsprechenden Salze also getrennt voneinander vor. Bei der sogenannten „Energieschaukel" zum Beispiel hat sie dann 3 Gläser mit folgenden Salzen vor sich stehen:

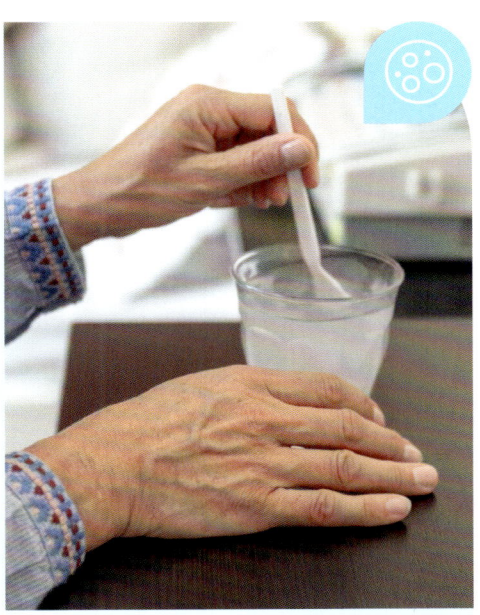

Glas 1: Schüßler-Salz Nr. 2 Calcium phosphoricum D6 mit 5 aufgelösten Tabletten
Glas 2: Schüßler-Salz Nr. 5 Kalium phosphoricum D6 mit 5 aufgelösten Tabletten
Glas 3: Schüßler-Salz Nr. 7 Magnesium phosphoricum D6 mit 5 aufgelösten Tabletten

Diese 3 Gläser werden dann im Wechsel im Laufe des Tages kauend getrunken. Kauend bedeutet, die Schlucke im Mund hin und her zu bewegen, damit die wertvollen Mineralstoffmoleküle direkt über die Mundschleimhäute den Weg zu den Zellen finden.

*Das passende
Schüßler-Salz finden*

Schüßler gab bezüglich der Anwendung der Salze genaue Vorgaben. Sie bezogen sich z. B. auf Schleimfarbe, Körpertemperatur, Schmerzqualität, Schwellungen, Beschreibungen von nervalen Belastungen und vieles mehr.

Säuglinge und Kleinkinder

Ein Säugling bekommt die Tabletten in gelöster Form, und zwar am besten über die „Brei-Methode": Dabei die Tabletten als Brei lösen und in die Wangeninnentasche des Babys streichen bzw. vor dem Stillen auf die Brustwarze auftragen. Es kann die aufgelösten Tabletten aber auch mit dem Fläschchen trinken. Eine „Heiße X" kann dem Säugling löffel- bzw. schluckweise mit einem Plastik- oder Hornlöffel (kein Metalllöffel) vorsichtig eingeflößt werden. In der Stillzeit ist es oft ausreichend, wenn die Mutter die Schüßler Salze ca. 30 Minuten vor dem Stillen einnimmt und dem Säugling diese über die Muttermilch zugeführt werden. Eine Ausnahme bildet das Schüßler-Salz Nr. 10 Natrium sulfuricum D6. Dieses wird dem Kind selbst in Form von Tabletten oder als Salbe verabreicht, da Nr. 10 möglicherweise den Milchfluss reduzieren kann.
Kinder unter 12 Jahren erhalten bei chronischen Beschwerden dreimal täglich 2 Tabletten des passenden Schüßler-Salzes, Säuglinge und Kleinkinder bis 3 Jahre je 1 Tablette in aufgelöster Form. Auch hier

können 2 bis 3 verschiedene Schüßler-Salze verwendet werden. Bei Kindern und Säuglingen kann ein Schüßler-Salz ebenfalls durch eine Salbe ersetzt werden, die z. B. morgens und abends einmassiert werden sollte. Bei akuten Erkrankungen des Säuglings sollten ebenfalls mehrere Schüßler-Salze sorgfältig abgewogen werden. Dabei können durchaus 3 bis 4 verschiedene Schüßler-Salze angewendet werden. Säuglinge erhalten verteilt über den Tag 1 bis 2 Tabletten vom gewählten Schüßler-Salz in aufgelöster Darreichungsform. Kinder unter 12 Jahren erhalten bei akuten Beschwerden ein- bis zweistündlich 1 Tablette. Zur weiteren nachfolgenden Behandlung oder in chronischen Fällen sollten sie drei- bis viermal täglich 1 Tablette zu sich nehmen. Tipp: Wenn die Schüßler-Salze helfen, sollte die Mutter ermutigt werden, diese dem Kind noch eine weitere Woche zu geben. Die Anzahl der Tabletten kann dann auf 1 bis 2 je Schüßler-Salz reduziert werden. Nur dadurch ist gewährleistet, dass eine akute Erkrankung tatsächlich ausgeheilt wird.

Erwachsene

Erwachsene sollten bei akuten Beschwerden alle 5 bis 10 Minuten 1 Tablette bis zum Eintritt einer Besserung lutschen. Zur weiteren Behandlung oder in chronischen Fällen sollten drei- bis sechsmal täglich 1 bis 2 Tabletten gelutscht werden.
Bei chronischen Beschwerden sollten Erwachsene über den Tag verteilt 5 bis 10 Tabletten auflösen bzw. lutschen. Es können dabei 3 bis 4 verschiedene Schüßler-Salze zur Anwendung kommen.

Ein gewähltes Schüßler-Salz kann durch die entsprechende Schüßler-Salbe ersetzt werden.

Diabetiker

Diabetiker sollten die Tabletten wegen des Gehalts an Milchzucker auf ihre Broteinheiten anrechnen. 48 Tabletten entsprechen dabei ungefähr einer Broteinheit. (1 Tablette hat 0,021 BE, d. h. 48 Tabletten entsprechen 1 BE).

Gleichzeitige Einnahme mehrerer Schüßler-Salze

Das am geringsten im Körper vorkommende Salz bestimmt den Grad der Gesundheit eines Menschen und sollte am dringendsten verabreicht werden. Im Körper kann jedoch durchaus ein Mangel an mehreren Mineralsalzen bestehen. Diese sind dann entsprechend einzunehmen. Eine Obergrenze von 4, maximal 6 verschiedenen Mineralsalzen sollte dabei nicht überschritten werden.

Salze, die nicht zusammenpassen

Mineralsalze, die sich in der Aufnahme und im Funktionskreis beeinflussen, dürfen nicht gleichzeitig eingenommen werden. Nach Möglichkeit sollten, außer im Akutfall, etwa 2 Stunden Zeit zwischen der Einnahme der einzelnen Schüßler-Salzen liegen.

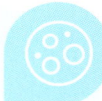

Folgende Schüßler-Salze sind Antagonisten, also Gegenspieler. Sie sollten deshalb nicht gleichzeitig oder gemeinsam verabreicht werden:

Ferrum phosphoricum	Zincum chloratum
Ferrum phosphoricum	Calcium phoshoricum, Calcium sulfuricum
Ferrum phosphoricum	Magnesium phosphoricum
Kalium chloratum, Kalium phosphoricum, Kalium sulfuricum	Calcium phosphoricum, Calcium sulfuricum
Kalium chloratum, Kalium phosphoricum, Kalium sulfuricum	Magnesium phosphoricum
Kalium chloratum, Kalium phosphoricum, Kalium sulfuricum	Natrium chloratum
Calcium phosphoricum, Calcium sulfuricum	Zincum chloratum
Calcium phosphoricum, Calcium sulfuricum	Magnesium phosphoricum

Schüßler-Salze in Gynäkologie und Geburtshilfe

Arzneimittel	Gynäkologie & Geburtshilfe	Psychische Symptome
Nr. 1 Calcium fluoratum Das Salz für Bindegewebe, Gelenke und Haut – Regelpotenz: D12. „Macht Hartes weich und elastisch, Weiches fest und elastisch."	Aufbau von Stütz- und Bindegewebe. Knochen. Zähne. Sectionarbe. Keloid. Haarausfall. Geburtsverletzung, verhärte Brust- und Lymphdrüsen, Nabelhernie, Dupuytren-Kontraktur.	Mangel an „geistiger Elastizität" (Anpassungsschwierigkeiten).
Nr. 2 Calcium phosphoricum Das Salz für Knochen und Zähne – Regelpotenz: D6. Strukturerhaltungsmittel, stärkt den Sympathikus. Das große Aufbaumittel für Frauen und Kinder.	Rhythmusverlust. Parästhesien. Nerven-, Beruhigungs- und Kräftigungsmittel. Bei Eisenmangelanämie. Erbrechen der Stillkinder.	Neurasthenie, bei vielen vegetativen Störungen, psychosomatische Beschwerden.
Nr. 3 Ferrum phosphoricum Das Salz für das Immunsystem – Regelpotenz: D12. Akut- und Unfallmittel. Mittel für das 1. Entzündungsstadium, Fieber bis 38 °C.	Unterstützt Kreislauf während Geburt und Stillzeit. Erschöpfung. Bei Blutverteilungsstörungen im Uterus. Geburtsverletzungen. Mastitis. Anämie. Haarausfall. Diarrhoe/Obstipation.	Konzentrationsstörungen, Stimmung wechselt leicht, leichte Ermüdung, wenig Widerstandskraft. Schwächung der Immunität.
Nr. 4 Kalium chloratum Das Salz für die Schleimhäute – Regelpotenz: D6. 2. Entzündungsstadium. „Alles ist klebend und fadenziehend." Beläge, Absonderungen weißgrau.	Fördert Wundheilung und Milchfluss. Harmonisiert Wochenfluss und Hormondrüsen. Mastitis mit Schwellung, Milchschorf mit klebenden Schüppchen. Karpaltunnelsyndrom. Dupuytren-Kontraktur.	Es ist gut geeignet, um sich vor Umweltbelastungen zu schützen.

Körperliche Syptome Allgemein	Modalitäten
Knötchenbildung, Schrunden, klebende Schüppchen, harte Warzen, Exostosen, Osteoporose, Bänderschwäche, verhärtete Sehnen. Trockene, spröde Haare. Schielen. Hämorrhoiden. Arteriosklerose. Durchsichtige Zahnspitzen, Karies.	V: durch Hitze, geistige Anstrengung B: durch Wärme, Ruhe, mäßige Bewegung
Knochenstoffwechsel, Knochenbrüche. Blutarmut. Wachstumsschmerzen, Krämpfe. Erschöpfung. Schulkopfschmerz. Vergrößerte Rachenmandeln, Nasenbluten, Nasenpolypen. Häufiges Erbrechen. Allergien. Wadenkrämpfe, Kribbeln, Pruritus.	V: durch Ruhe und Wärme B: durch Bewegung und Kühle
Neigung zu Entzündungen, fieberhafte Infekte, trockener Katarrh. Mangelnder Appetit. Durchblutungsstörungen, Hypotonie in D3 und Hypertonie D12. Klopfende, pochende und pulsierende Schmerzen. Gastritis.	V: durch Ruhe und Wärme B: durch Kälte
Bezug zu Haut und Schleimhaut. Katarrhe und Entzündungen mit weiß-grauen und zähen Sekreten. Generell bei allen subakuten und entzündlichen (Infektions-)Krankheiten. Überanstrengungen der Gelenke, Bänder und Sehnen.	V: durch Bewegung, in der Kälte, Aufregung, Ärger oder fette Speisen B: durch Wärme, mäßige Bewegung

Arzneimittel	Gynäkologie & Geburtshilfe	Psychische Symptome
Nr. 5 Kalium phosphoricum Das Salz für Nerven und Psyche – Regelpotenz: D6. „Antibiotikum", Fiebermittel ab 38,5 °C. Kraftgeber für Zellen und Gewebe.	Energielieferant in Geburt und Stillzeit. Bei nerval-hormoneller Schwäche. Bakterielle Infektionen. Schmerzen, Gefühl von Lähmung, Schwäche, Schlafstörungen. Alopecia.	Psychosomatische Störungen, Hauptmittel für das Nervensystem. Bei allen körperlichen, geistigen, seelischen Erschöpfungen, stimmungsaufhellend.
Nr. 6 Kalium sulfuricum Das Salz für die Entgiftung – Regelpotenz: D6. 3. Entzündungsstadium. „Alles ist gelbschleimig." Bei Lufthunger.	Zur Aktivierung des Stoffwechsels. Eileiterverklebungen. Nach und während einer Antibiose, gelblicher Ausfluss. Säugling: Milchschorf, Gneis, Neugeborenenikterus, Fettverdauung.	Morgenmuffel und gegen Katzenjammer. „Jammerdepression".
Nr. 7 Magnesium phosphoricum Das Salz gegen Krämpfe und Schmerzen – Regelpotenz: D6. Mittel bei innerer Unruhe. Fördert die Entspannung. Vegetatives Nervensystem.	Zur Entbindungszeit unterstützt es die Wehenbildung. Kolikartige Krämpfe, Schmerzen. Entspannung, Schlafstörungen. Blähungskoliken der Säuglinge. Juckreiz.	Psychosomatische Störungen, Neurasthenie, Hyperaktivität, Tics.
Nr. 8 Natrium chloratum Das Salz für den Flüssigkeitshaushalt – Regelpotenz: D6. Reguliert den Wasserhaushalt. Fördert Nährstrom. Blutneubildung.	Mangelnde Milchbildung, Milchstau, Milchmangel. Trockenheit an Schleimhäuten, Mund, Schamlippen, Genitalbereich, After, Kopfschuppen. Windeldermatitis. Anämie.	Psyche zunächst überaktiv. Heftigkeit, Ängste, Kummer, rasches Weinen, rasche Erschöpfung. Abmagerung.

Körperliche Syptome Allgemein	Modalitäten
Nervöses Asthma, nervöse Schlaflosigkeit, nervöse Unruhe, Ängste. Muskelschwäche, Schließmuskellähmung des Afters und der Blase. Krämpfe, Zuckungen. Herzschwäche, nervöse Herzbeschwerden, Herzklopfen, nervöses Hautjucken, nervöse Verdauung. Hohes Fieber (39 °C).	V: morgens, bei Anstrengung, insbesondere bei geistiger Tätigkeit B: durch Ruhe und mäßige Bewegung
Schleimige bis milde eitrige Absonderungen gelblich bis ocker-farbener Auswurf. Tonsillitis mit gelblichen Belägen. Trockene Haut, Neurodermitis, Ekzeme, Psoriasis, Konjunktivitis. Erkrankungen der Gelenke, verbunden mit wandernden rheumatischen Gelenkschmerzen.	V: abends, nachts, in geschlossenen, warmen Räumen B: bei frischer, kühler Luft, morgens gegen 7 Uhr
Schluckauf. Wadenkrämpfe. Nervöse Verdauungsstörung (Diarrhoe, Obstipation). Krampfartiger Husten, Asthma. Niedriger Blutdruck. Juckreiz. Wetterfühligkeit. Neuralgie. Migräne. Ischialgie.	V: durch Kälte, Ruhe, nach dem Schlaf; auch nachts; durch leise Berührung B: durch Bewegung, Wärme, festen Druck, Zusammenkrümmen
Störungen des Tränen- und Speichelflusses. Wässrige und kalte Gelenkschwellungen. Wässrig-schleimiges Erbrechen. Mangelnde Magensäureregulation. Kalte Hände/Füße. Ödeme. Tränensäcke.	V: morgens, vormittags; bei geistiger Überanstrengung; durch feuchtes, kühles Wetter, Aufenthalt an Binnenseen B: abends; durch trockene, warme, kühle, frische Luft; durch Schwitzen

Arzneimittel	Gynäkologie & Geburtshilfe	Psychische Symptome
Nr. 9 Natrium phosophoricum Das Salz für den Stoffwechsel – Regelpotenz: D6. Hält Säuren in Lösung. Fettstoffwechsel.	Magenübersäuerung der Kinder, saures Aufstoßen/Erbrechen nach Stillen oder Füttern. Sodbrennen, Blähungen, sauer riechender Durchfall. Neugeborenenakne.	„Der Mensch, der sauer ist." Aggressionen, fühlt sich wie auf einem Pulverfass, reagiert gereizt.
Nr. 10 Natrium sulfuricum Das Salz für die Ausscheidung – Regelpotenz: D6. Fördert den Klärstrom.	Ödeme. Milchüberschuss, Abstillen. Säugling: mangelnde Gallensäure, Blähungen, Koliken. Stuhlgang: Nahrungsreste, gallige Diarrhoe, grünlich-wässrige Stuhlfarbe.	Unterstützend für introver- tierte bis hin zur Melancholie neigende Kinder.
Nr. 11 Silicea Das Salz für Haare, Haut und Bindegewebe – Regelpotenz: D12. „Wenn Eiter keinen Abfluss hat." (Absorbiert) Nutritionsmittel.	Reinigt, strafft und nährt das Haut- und Bindegewebe. Stärkt die Nerven von Mutter und Kind. Haarausfall. Eiterungen. Mastitis. Erysipel. Tics. Schreckhaftigkeit.	Widerspenstige wie auch gehemmte Psyche. Fördert neurovegetative Stabilität. Geräuschempfindlich.
Nr. 12 Calcium sulfuricum Das Salz für die Gelenke – Regelpotenz: D6. „Wenn Eiter einen Abfluss hat." Stark reinigend an den Schleimhäuten.	Kann bei Fertilitätsstörungen helfen. Rachitis.	

Körperliche Syptome Allgemein	Modalitäten
Störungen der Fettverdauung, Blähungen nach Fettgenuss. Hauterkrankungen, schlecht heilende Wunden, Ekzeme. Fettige Haare. Begleitend zur Behandlung des metabolischen Syndroms.	V: durch fette Speisen, Bewegung, feuchtes, kaltes Wetter B: durch Schwitzen
Funktionelle Oberbauchbeschwerden, mangelnde Verdauungssäfte, stinkende Winde, Obstipation, morgendliche Diarrhoe. Bei mangelnder Harnausscheidung. Feuchte Bronchitis. Nässende Hautausschläge, Akne, Neurodermitis, Psoriasis, Juckreiz, Herpes. Tränensäcke. Rheuma.	V: durch feuchtes Wetter, bei Nebel, in feuchten Gegenden; feuchte Anwendungen B: durch Wärme und trockenes Wetter
„Verjüngungsmittel". Bei chronischen Entzündungen mit Eiterungs- folgen, geschwollenen Lymphdrüsen, Schweiße an Händen und Füßen. Wachstumsstörungen, Warzen. Obstipation, atonischer Darm.	V: bei Witterungswechsel, durch kalten Luftzug; Bewegung, nach geistiger/ körperlicher Anstrengung; abends, nachts, bei Neumond V: durch Wärme, warmes trockenes Wetter, Seeluft
Alle Arten von Weichteil- und Gelenkerkrankungen. Chronische Eiterungen. Rheuma mit Herden im HNO-Bereich, Stockschnupfen, eitriger Mandel-, Hals- und Mittelohrentzündung, chronische Bronchitis.	V: durch feuchte Wärme, Witterungswechsel; Arbeiten im und am Wasser B: durch Trockenheit und Wärme

Schüßler-Salben in Gynäkologie und Geburtshilfe

Aus diesen Salzen leiten sich die Schüßler-Salben ab. Diese werden hier nur kurz beschrieben. Erst nach dem Tod Schüßlers wurden mehrere sogenannte Ergänzungsmittel in die biochemische Therapie eingeführt.

Biochemische Funktionstabletten und Salben können gleichzeitig eingesetzt werden, in vielen Fällen ist eine zusätzliche Anwendung der Schüßler-Salben sogar empfehlenswert:

- In akuten Fällen: stündlich einreiben!
- Sind mehrere Salben im Wechsel angezeigt, wird stündlich gewechselt. (Außer bei den Salben Nr. 6, 10 und 12 – diese sollten nicht innerhalb eines Tages kombiniert werden, diese eventuell täglich wechseln.)
- In chronischen Fällen: Dreimal täglich einreiben! Sind mehrere Salben im Wechsel angezeigt, täglich wechseln. Mittlerweile sind auch Schüßler-Lotionen und Schüßler-Gel erhältlich.
- In der Schwangerschaft empfehlen sie sich insbesondere für die Hautpflege und zur gezielten Gewebepflege von Bauch und Brust. Zur Auswahl stehen hier Lotio Nr. 1 und Lotio Nr. 11 sowie deren Salben.

Arzneimittel

Salbe Nr. 1 Calcium fluoratum D4
Hart- und Weichmacher

Salbe Nr. 2 Calcium phosphoricum D4
Für den Knochenaufbau und die Bänder

Salbe Nr. 3 Ferrum phosphoricum D4
Erste-Hilfe-Salbe nach Unfällen und Verletzungen

Salbe Nr. 4 Kalium chloratum D4
Heilmittel der Schleimhäute

Salbe Nr. 5 Kalium phosphoricum D4
Antibiotikum der Biochemie. Schutz vor Gewebezerfall

Salbe Nr. 6 Kalium sulfuricum D4
Basismittel für alle Hauterkrankungen

Gynäkologie & Geburtshilfe	Anwendung beim Säugling	Allgemeine Anwendungen
Stärkung von Bauch- und Brustgewebe. Dammmassage. Krampfadern und Brustspannen. Dupuytren-Kontraktur. Haarausfall. Pflege der Sectionarbe. Keloid.	Nabelbruch. Erschwerter Fontanellenschluss.	Rissige Haut, raue Lippen. Glättet und erweicht das Narbengewebe.
Bauchdeckenpflege. Rissiges und aufbaubedürftiges Gewebe. Parästhesien. Anämie.	Anämie. (Salbe zwischen den Schulterblättern aufbringen.) Erschwerter Fontanellenschluss.	Unterstützung des Knochenwachstums. Nachbehandlung von Knochenbrüchen. Nach Unfällen mit Knochen- und Muskelschäden.
Bauchdeckenpflege bei Mastitis.	Wunder Po, Windeldermatitis. Neurodermitis, Neugeborenenakne.	Kalte Füße. Akute Entzündungen mit Rötung und Schwellung.
Geschwollene Beine, Neigung zu Ödemen. Karpaltunnelsyndrom.	Stockschnupfen. Neurodermitis mit klebenden Schüppchen.	Heilmittel der Schleimhäute. Insbesondere im 2. Entzündungsstadium der Schleimbildung verbunden mit Schwellung sowie u. a. „mehlartiger" Ausfluss. Neigung zu Ödemen.
Ängstlichkeit, schwache Nerven. Nervosität. Erschöpfung. Haarausfall.	Nervosität, Unruhe. Bakterielle Infektionen.	Nerven- und Herzsalbe. Erschöpfung. Nebennierenschwäche.
Verklebte Eileiter. Schwangerschaftsflecken. Abendliches Hautjucken.	Milchschorf. Sinusitis mit gelblichen Schüppchen.	Zur Heilung von Hautgewebe im 3. Entzündungsstadium: gelbschleimige Absonderungen, gelb klebende Schuppen, chronische Beschwerden.

Schüßler-Salze wie auch Schüßler-Salben können durchaus mit der Homöopathie, wie auch der Allopathie kombiniert werden. Wichtig dabei ist, dass die Salze und Salben zeitversetzt zu anderen Mitteln genommen bzw. angewendet werden. Dabei sollte man einen Zeitabstand von ca. 2 Stunden einhalten.

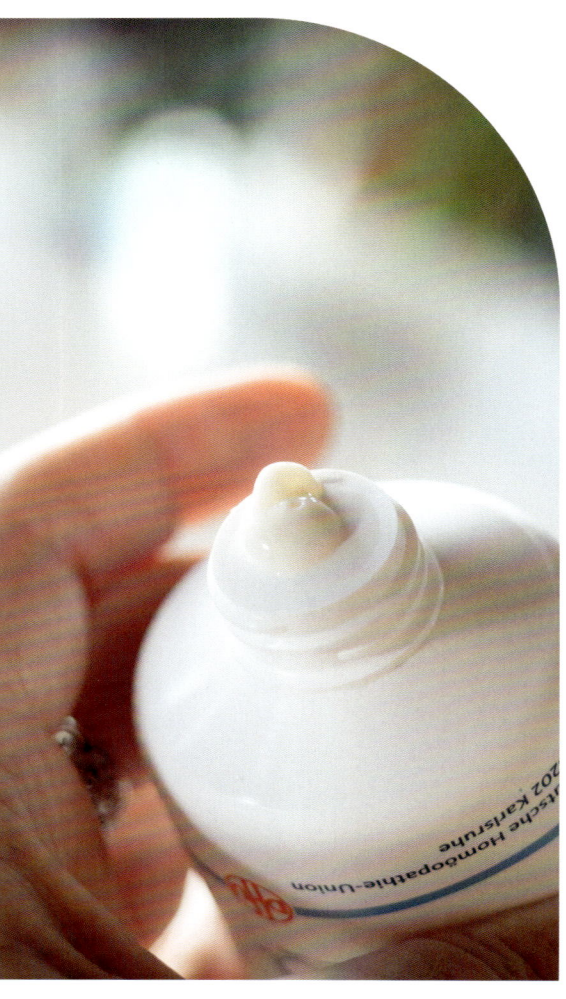

Arzneimittel

Salbe Nr. 7 Magnesium phosphoricum D4
Bei Juckreiz, Krämpfen, Koliken und Schmerzen

Salbe Nr. 8 Natrium chloratum D4
Regulierung des Feuchtigkeitshaushalts der Haut

Salbe Nr. 9 Natrium phosphoricum D4
Drüsensalbe bei Lymphdrüsenschwellungen mit weichen Knoten

Salbe Nr. 10 Natrium sulfuricum D4
Bei nässenden Ekzemen, Flechten und Hautpilzerkrankungen

Salbe Nr. 11 Silicea D4
Zur Ausreifung entzündlicher Eiterungen. Wenn der Eiter noch keinen Abfluss hat, kann die Salbe unter ärztlicher Begleitung zum Einsatz kommen.

Salbe Nr. 12 Calcium sulfuricum D4
Heilmittel, wenn der Eiter einen Abfluss hat.

Gynäkologie & Geburtshilfe	Anwendung beim Säugling	Allgemeine Anwendungen
Bauchdecken- und Mutter-bandschmerzen. Cephalgie. Restless-Legs-Syndrom. Hexenschuss. Symphysen-beschwerden. Innere Unruhe.	Blähungskoliken. Unruhe.	Zur Entspannung bei innerer Unruhe. Ischialgie, Hexenschuss. Restless-Legs-Syndrom.
Trockene Haut. Haarausfall. Milchmangel.	Kindlicher Milchschorf mit weißen, nicht klebenden Schüppchen. Wunder Po, auch mit Blasenbildung.	Übermäßige Absonderungen, z. B. Schwitzen. Schwellungen. Fließschnupfen mit tränenden Augen und brennendem Sekret aus der Nase. Ödeme. Kopfschuppen.
Luftaufstoßen. Sodbrennen. Fettige, großporige Haut. Mitesser und Pickel.	Saures Erbrechen. Neugeborenenakne	Regulierung des Fettstoffwechsels bei fettiger, großporiger Haut, Mitessern und Pickeln.
Ödeme. Wassereinlagerungen. Zum Abstillen. (Salbe auf die Brust auftragen.)	Milchschorf. Bauchkoliken mit grünlichem Durchfall.	Wirkt auf die Ausscheidung von Körperflüssigkeiten ein. Eine Leber-einreibung unterstützt die Ent-giftungsbereitschaft und reinigt damit das Gewebe.
Zur Beruhigung der Nerven. Stärkung von Bauch- und Brust-gewebe. Brustspannen. Krampf-adern. Narbenkeloid. Haarausfall. Tics. Verdauungsschwäche.	Nabelbruch. Narbenkeloid. Feucht-kalte Hände und Füße. Schreckhaftigkeit. Trinkschwäche. Erschwerter Fontanellenschluss.	Haut- und Nagelpflege. Fußschweiß, Zwischenzehenpilz. Zur Nervenberuhigung.
Gelenkbeschwerden. Eitrige Entzündungen.		Zur Unterstützung bei eitrigen Entzündungen. (Unter Begleitung von Arzt, Hebamme oder Heilpraktiker)

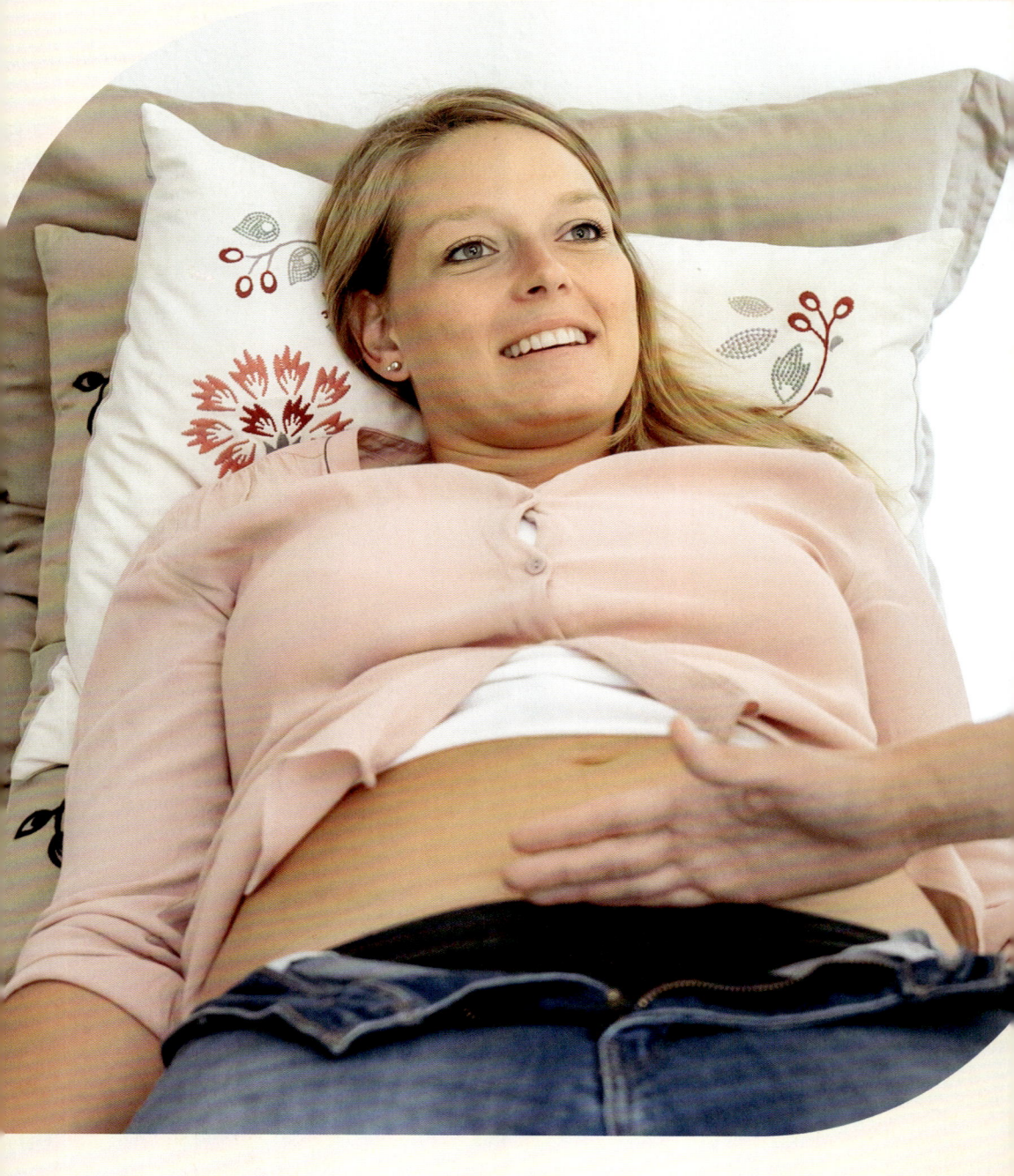

2.
Die Gesundheit der Mutter im Wochenbett

Als Hüterinnen der natürlichen Prozesse schaffen Hebammen
nach der Geburt den Raum für die Familie – um sich zu begegnen,
sich kennenzulernen und gemeinsam zu wachsen. Ziel der Betreuung
ist es, individuelle Stärken, Fähigkeiten und Potenziale zu fördern
und die Familien zu eigenständigem und informiertem
Handeln zu befähigen.

Schmerzhafte Nachwehen

Nach der Geburt ist die uterine Wundfläche der Plazentahaftstelle etwa 12 bis 15 cm groß. Physiologisch wird die Blutstillung der Wunde durch oxytozinbedingte Nachwehen eingeleitet, die die Durchblutung des Gewebes verringern. Die dafür wichtige tonische Retraktion (Dauerkontraktion) erfolgt unmittelbar nach der Geburt der Plazenta und bewirkt eine rasche Verkleinerung der Uterusinnenfläche. Dieser Prozess dauert etwa 4 bis 5 Tage an.

Einige Stunden nach der Geburt treten zusätzlich spontane, rhythmische Nachwehen auf, anfangs in kürzeren, später in länger werdenden Abständen. Diese halten etwa bis zum 3. Wochenbetttag an. Darüber hinaus können „Reizwehen" durch Wehenmittel, Massagen, Bewegung oder auch durchs Stillen ausgelöst werden. Die Stärke der Nachwehen nimmt mit der Parität zu.

Ursachen

- Mehr- und Vielgebärende
- Zustand nach Mehrlingsgeburt
- Wehenmittel sub partu
- Kontraktionsmittel postpartum
- Zustand nach Sectio caesarea oder vaginal-operativer Intervention
- Oxytozinanstieg durch Stillen

Symptome

- Starkes Ziehen im Unterbauch und/oder Rücken
- äußerst starke krampfartige Schmerzen, die bis in die Beine ausstrahlen
- Kaltschweißigkeit
- Zittern

Maßnahmen

- Wärme
- regelmäßige Entleerung der Harnblase
- bei Bedarf stillverträgliches Schmerzmittel, ggf. Paracetamol, Butylscopolamin (Buscopan®), Ibuprofen

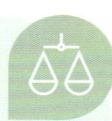

Homöopathische Arzneimittel

Matricaria chamomilla (Feldkamille)
Das Arzneimittel wird aus den Blüten der einheimischen Kamillenpflanze (Matricaria chamomilla) hergestellt. Die darin enthaltenen Wirkstoffe finden sich vor allem im ätherischen Öl, das aus Azulen und Bisabolol zusammengesetzt ist. Aber auch Flavonoide und Cumarine entfalten in der Pflanze ihre Wirksamkeit. In der Homöopathie wird Chamomilla in erster Linie als Heilmittel für das Nervensystem verwendet.

Es wirkt reizlindernd und dämpfend auf sensible und motorische Nervenbahnen. Es kann deshalb als natürliches Spasmolytikum bezeichnet werden.

Chamomilla D6:

Bei: anhaltenden, krampfartigen Nachwehen sowie Schmerzen im gesamten Bauchbereich; Patienten, die sofort nach Hilfe verlangen, ungeduldig und gereizt sind; überempfindlicher Reaktion auf alle Sinnesreize.
V: durch Kälte, Zugluft, durch Ansprechen und Widerspruch, durch Berührung, nachts (besonders in der ersten Nachthälfte)
B: kalte Getränke
Dosierung: dreimal täglich 5 Globuli

Cuprum metallicum

Kupfer ist ein wichtiges Spurenelement, das eine Vielzahl lebenswichtiger Funktionen unterstützt, wie zum Beispiel die Blutbildung, Enzym- und Hormonwirkungen. Alle Gewebe im menschlichen Organismus enthalten Kupfer. Der Gesamtgehalt bei einem Erwachsenen liegt ca. bei 0,2 bis 0,3 g. Vorrangig wirkt es sich auf das Nervensystem und die glatte Muskulatur aus. Generell gilt Cuprum Metallicum in der Homöopathie als wichtiges Mittel gegen Krämpfe.

Cuprum metallicum D12:

Bei: heftigen kolikartigen Nachwehen, die bis in den Rücken und die Beine ausstrahlen; Fuß- und Wadenkrämpfen.
V: nachts gegen 3:00 Uhr, bei Schlafmangel, durch Bewegung
B: kalte Getränke, Wärme, Zugedecktsein

Dosierung: dreimal täglich 5 Globuli, alternativ Cuprum metallicum D6 Tabletten

Arnica montana

Das homöopathische Mittel Arnica wird aus dem Bergwohlverleih (Arnica montana) hergestellt und häufig als Wundheilmittel bei Verletzungen, Entzündungen und Blutungen eingesetzt. Ein anderer Name der hellgelb blühenden Pflanze ist „Fallkraut" – ebenfalls ein Hinweis auf eines ihrer Hauptanwendungsgebiete. Für die homöopathische Zubereitung wird der Wurzelstock getrocknet und daraus eine Tinktur hergestellt. Die Wirkung beruht auf den enthaltenen ätherischen Ölen und Flavonoiden, weshalb Arnica während der Blütezeit geerntet wird. Diese Öle wirken entzündungshemmend, blutdrucksenkend und wundheilend.

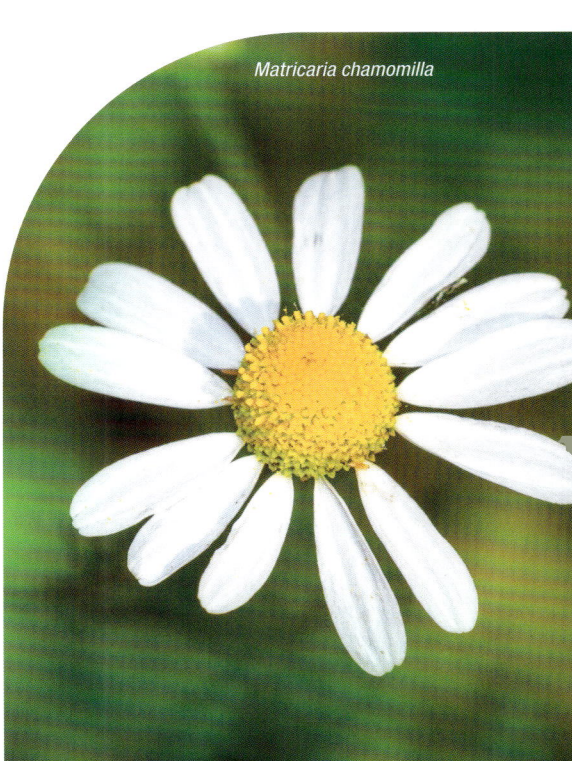

Matricaria chamomilla

Arnica D6:
Bei: Abgeschlagenheit, Mattigkeit;
Überanstrengung, nach schwerer Geburt.
V: Berührung, Bewegung, Erschütterung
B: Liegen
Dosierung: dreimal täglich 5 Globuli

Secale cornutum (Mutterkorn)
Secale cornutum ist ein giftiger Getreide-
pilz, auch Mutterkorn genannt. Er enthält
überwiegend Alkaloide, die in der Pflanze
die Aufgabe haben, überschüssigen Stick-
stoff zu speichern oder zu entsorgen,
wie z. B. Ergotamin. Secale wirkt auf die
Muskulatur der Blutgefäße und der Gebärmutter. Für das homöopathische Arzneimittel werden die getrockneten, pulveri-
sierten und in Alkohol mazerierten Früchte
der Roggenpflanze verwendet.

Secale D6:
Bei: geschwächtem, schlaffem Zustand;
Blässe, Augenringen; wässrigen oder dunk-
len Lochien als Folge von Methergingabe.
V: Wärme, Zugedecktsein
B: Kälte, Aufdecken
Dosierung: dreimal täglich 5 Globuli

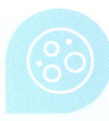

Schüßler-
Salze

Je nach Art der Schmerzen und je nach
Beschwerdebild der Wöchnerinnen stehen
passende Schüßler-Salze zur Verfügung.
Typische Schmerzen sind z. B. solche,

die als krampfartig, wehenartig, den
Ort wechselnd, einschießend, stechend,
reißend oder als sehr schmerzhaft
beschrieben werden.

Hauptmittel
Hier ist das Mittel der Wahl das Schüßler-
Salz Nr. 7 Magnesium phosphoricum
D6: Davon mit 10 Tabletten eine „Heiße
Sieben" zubereiten und diese je nach
Bedarf mehrmals täglich schluckweise,
kauend trinken. Die Anwendung bietet sich
vor allem während des Stillens an. Sie un-
terstützt zudem das Zurückbilden und Ent-
krampfen der Gebärmutter. Tipp: Die Salbe
des Schüßler-Salzes Nr. 7 im Bereich von
Unterleib und unterem Rücken einreiben
oder eine Kompresse aus Schüßler-Salz
Nr. 7 auflegen.

- Zur Unterstützung der Nachwehen:
  Im stündlichen Wechsel als „Heiße X",
  zubereitet mit jeweils 7 Tabletten, am
  besten in der Drei-Gläser Methode
  anwenden:
  Nr. 1 Calcium fluoratum D12: fördert
  das Zusammenziehen der Gebärmutter.
  Nr. 5 Kalium phosphoricum D6: fördert
  die Neubildung des Gewebes.
  Nr. 7 Magnesium phosphoricum D6:
  entspannt und entkrampft.
  Außerdem die Salben Nr. 1, 5 und 7 im
  Wechsel auf Unterleib und unteren
  Rücken auftragen und gut einreiben.

- Bei zu heftigen Nachwehen und
  gegen Schmerzen:
  Zu empfehlen ist hier zunächst die Gabe
  von Nr. 7 Magnesium phosphoricum D6.

Sollte die Anwendung von Schüßler-Salz Nr. 7 zu keiner nachhaltigen Besserung führen, kann es notwendig werden, zusätzlich Schüßler-Salz Nr. 2 Calcium phosphoricum D6 einzunehmen: Davon ebenfalls 10 Tabletten auflösen, wechselweise mit Nr. 7 trinken und dabei bitte in der Zwei-Gläser- Methode verfahren. Dr. Schüßler schreibt: „Versagt Nr. 7 als alleiniges Mittel, dann greif zu Nr. 2." In der Praxis erwies es sich als besser, beide Schüßler-Salze wechselweise anzuwenden.

Beratungs- & Behandlungstipps

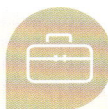

- Wärmflasche, angewärmtes Dinkel- oder Kirschkernkissen
- Bauchlage mit Unterstützung im Fundus uteri
- sanfte Bauch- und Rückenmassagen im LWS-Bereich
- Bauch- und Rückeneinreibungen mit Aconit Schmerzöl (Wala)
- warme Bauchauflage mit Melissenöl
- Bienenwachsauflage für den Bauch
- Melisse-Fenchel-Kümmel-Tee
- Bärlauch-Magnesium-Kapseln: 6 Kapseln täglich
- Salbe Nr. 7 im Bereich der Schmerzen einreiben. Anschließend ein warmes Wolltuch oder eine Wärmflasche auflegen.

Bitte beachten

Wärmflasche?
Ja – aber bitte richtig:

Prüfen Sie die Wärmflasche vor dem Befüllen auf Beschädigung und füllen Sie zur Hälfte ca. 60 bis 70 °C heißes Wasser ein (ohne Thermostat ca. 2/3 kochendes, 1/3 kaltes Wasser). Drücken Sie die Luft durch vorsichtiges Umknicken aus der Wärmflasche heraus, bis der Wasserspiegel kurz unter der Einfüllöffnung steht. Verschließen Sie die Flasche und prüfen Sie die Dichtigkeit durch Umdrehen. Die Wärmflasche nur in einer Stoffhülle oder mit einem Handtuch umwickelt auf den Körper auflegen.

Zusätzlich zur Wärmflasche:

- Eine Kompresse mit Schüßler-Salz Nr. 7 bereiten. Dazu in einem 1/2 Liter sehr heißem Wasser 20 Tabletten auflösen, die Kompresse tränken, auswringen und so warm wie möglich auf den Bereich der Schmerzen auflegen. Mit einem trockenen Tuch abdecken und eine Wärmflasche auflegen. Die Kompressen einsetzen, solange es die Wöchnerin gerne mag.

39

Verzögerte Uterusrückbildung

Die mangelhafte Rückbildung des Uterus (Subinvolutio uteri) ist meist verbunden mit einer verstärkten Blutung aus der noch nicht oder nur unzureichend verkleinerten Plazentahaftstelle.

Ursachen

- Wehenschwäche, protrahierter Geburtsverlauf
- Plazentapolyp, Plazenta- oder Eihautreste im Cavum uteri
- Harnblase und/oder Rektum überfüllt
- Uterusmyome oder -fehlbildungen
- Überdehnung des Uterus bei Mehrlingsschwangerschaften oder Hydramnion
- fehlende hormonelle Stimulation, z. B. bei sofortigem Abstillen
- Lochialstau
- Endometritis puerperalis

Symptome

- Fundus uteri steht für den jeweiligen Wochenbetttag zu hoch
- Uterus ist nicht oder nur mäßig kontrahiert
- Wochenfluss blutig und verstärkt
- nach Sectio besteht die Möglichkeit einer Endometritis puerperalis

Maßnahmen

- perivaginale Infektion ausschließen
- regelmäßige Entleerung von Blase und Darm
- Eisblase
- Anlegen des Kindes, danach Bauchlage mit unterstütztem Fundus uteri
- Kontraktionsmittel (Oyxtocin-Spray)
- Rückbildungsgymnastik
- ggf. Überleitung in Klinik zur Curettage

Bitte beachten

Der normale Fundusstand im Wochenbett:

Tag 1 p.p.	ein Querfinger unterhalb des Nabels
Tag 2 p.p.	zwei Querfinger unterhalb des Nabels
Tag 5 p.p.	zwischen Nabel und Symphyse
Tag 8 p.p.	zwei Querfinger über der Symphyse
Tag 10 p.p.	in Symphysenhöhe oder etwas darüber
Tag 14 p.p.	Der Uterus ist nicht mehr durch die Bauchdecke tastbar.

Homöopathische Arzneimittel

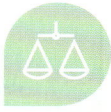

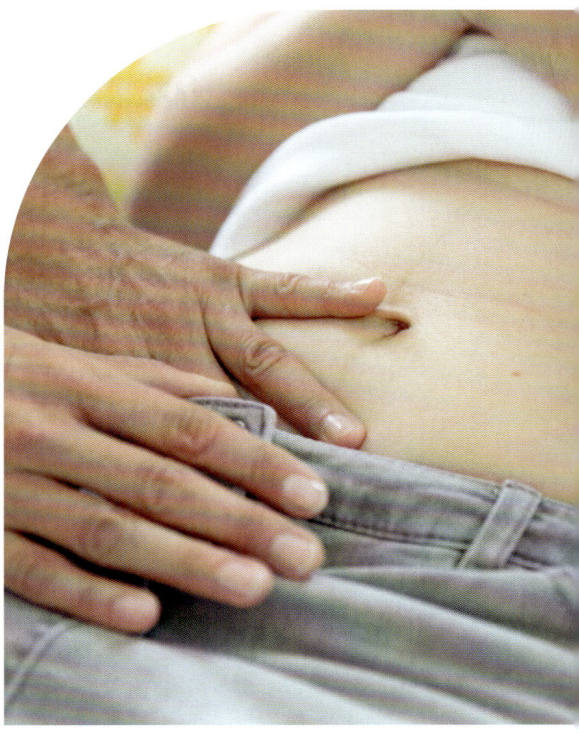

Aletris farinosa (Sternwurzel)
Die zur Familie der Germergewächse
gehörige Sternwurzel wurde bereits
von den nordamerikanischen Indianern
hauptsächlich als Frauenmittel angewandt.
Ihren botanischen Namen hat die Pflanze,
deren Blüten aussehen, als seien sie von
Mehl bestäubt, vom griechischen „aletris":
Getreide mahlend; auch im Lateinischen
bedeutet „farina" das Mehl. Die homöopathische Urtinktur wird aus dem frischen
unterirdischen Rhizom bereitet und enthält
Saponine wie Diosgenin, ätherische Öle
sowie Bitterstoffe.

Aletris farinosa D12:
Bei: Schläfrigkeit den ganzen Tag über,
Mattigkeit und Blässe; Bear-down-
Syndrom nach der Geburt; begleitender
Obstipation; ggf. Uterussenkung oder
-prolaps; normalem Wochenfluss.
V: nicht bekannt
B: nicht bekannt
Dosierung: dreimal täglich 5 Globuli

Bellis perennis (Gänseblümchen)
Das Gänseblümchen ist vorwiegend in
Europa und Asien verbreitet. Der kleine
Korbblütler wächst auf Wiesen und Weiden.
Schon im Mittelalter wurde Bellis perennis
zur Wundheilung eingesetzt, daher auch
der (alte) Name „Wundwurz". Die Gänse-
blümchenblüten enthalten Saponine,
ätherische Öle, Gerb- und Bitterstoffe. In
der Homöopathie ist Bellis perennis eines
der wichtigsten Wundheilmittel mit be-
sonderer Wirkung auf die Organe und das
Gewebe des Unterbauches und Beckens.

Bellis perennis D6:
Bei: Wundheits- und Abgeschlagenheits-
gefühl – die Frau fühlt sich morgens wie
gerädert; starken Wundschmerzen in der
Gebärmutter – Gefühl „wie gequetscht";
starkem Wochenfluss mit dunkelroter
Blutung; innerer Unruhe und Bewegungsdrang, Gereiztheit, Schlaflosigkeit
zwischen 3:00 und 5:00 Uhr.

V: Berührungen, Kälte, kalte Getränke oder Durchnässung
B: fortgesetzte Bewegung, frische Luft, lokale Druckeinwirkung und Massagen, allgemeine Wärme
Dosierung: dreimal täglich 5 Globuli

Helonias dioica

Helonias dioica ist ein in Nordamerika und Kanada beheimatetes Liliengewächs, das auch unter dem Namen Chamaelirium luteum bekannt ist. Schon die im Verbreitungsgebiet lebenden Ureinwohner verwendeten das „Falsche Einkorn" zur Behandlung verschiedenster Frauenleiden. Das homöopathische Einzelmittel wird aus dem Wurzelstock des krautartigen Gewächses hergestellt. Es ist ein wirksames Mittel bei zu starker Blutung, Uterusentzündung oder einer Gebärmuttersenkung durch geschwächte Scheidenmuskulatur.

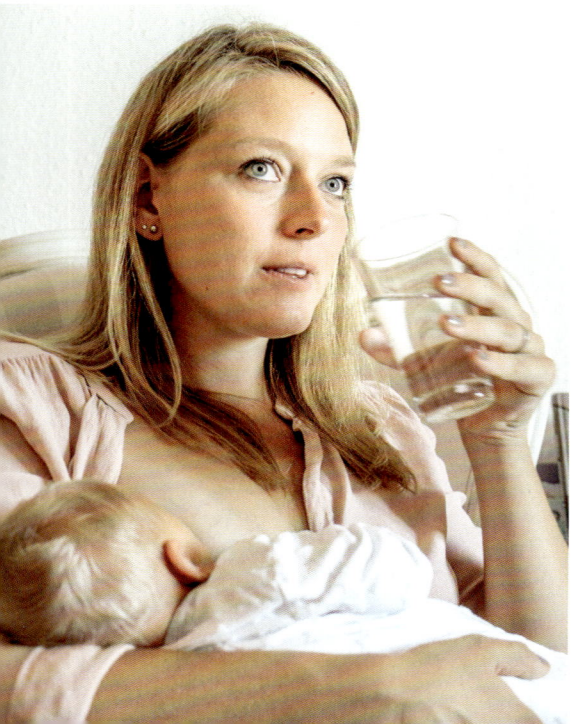

Helonias dioica D6:
Bei: Rückenschmerzen und Müdigkeit; Wundgefühl und gesteigerter Empfindsamkeit – die Frau spürt ihre (entzündete) Gebärmutter die ganze Zeit über; Melancholie; beständigem Schmerz in der Nierengegend.
V: Ermüdung, Bücken, Kleiderdruck und zu viel Bewegung
B: Beschäftigung, Ablenkung, Festhalten des Bauches
Dosierung: dreimal täglich 5 Globuli

Schüßler-Salze

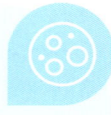

Diesen Prozess unterstützt eine aus jeweils 7 Tabletten zubereitete „Heiße X". Sie ist nach der Drei-Gläser-Methode (siehe S. 21) und im Wechsel schluckweise zu trinken:

- Nr. 1 Calcium fluoratum D12: fördert die Rückbildung
- Nr. 3 Ferrum phosphoricum D12: fördert die Rückbildung durch Sauerstoff
- Nr. 11 Silicea D12: fördert die Rückbildung und stärkt das Bindegewebe
- Außerdem hilft es, die Salbe Nr. 1 mehrmals täglich auf Unterleib und unteren Rücken aufzutragen und gut einzureiben.

Beratungs- & Behandlungstipps

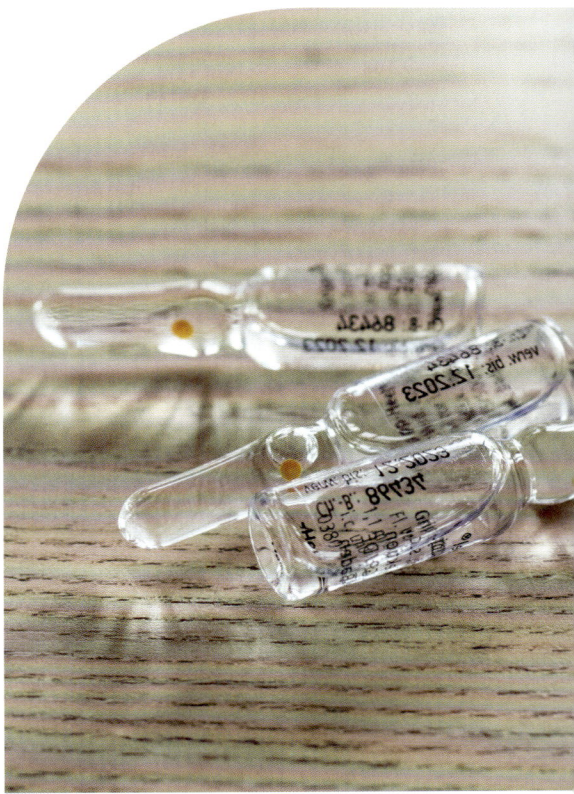

- regelmäßig Harnblase entleeren
- Verdauung fördern, auf regelmäßigen Stuhlgang achten
- Bauchlage mit Unterstützung im Fundus uteri
- Stress reduzieren, ggf. Bettruhe
- Bauchmassagen (regen Reizwehen an)
- Beckenbodentraining
- Rückbildungstee: Zweimal täglich 250 ml einer Mischung zu sich nehmen, die zu gleichen Teilen aus Brennnessel, Eisenkraut, Frauenmantel, Hirtentäschel, Melisse und Schafgarbe besteht.
- Senfmehlfußbäder
- Argentum/Berberis comp. Ampullen (dreimal wöchentlich 1 Ampulle s.c.)
- auf warme Füße achten

Bitte beachten

Senfmehlfußbäder

Für ein Fußbad bis zum Knöchel 2 EL schwarzes Senfmehl und für ein Fußbad bis zur Wade 4 EL schwarzes Senfmehl in einem Eimer mit warmem Wasser verrühren und 10 bis 15 Minuten darin baden. Senfmehl löst eine sichtbare Hautrötung aus, die sich bei Nichtbeachten bis zu verbrennungsartigen Hautschäden steigern kann. Nach dem Fußbad muss die Haut deshalb gründlich abgewaschen werden. Kontraindikationen: Hautverletzungen an den Füßen, Senfunverträglichkeit, Hautrötungen, die nach vorausgegangenem Fußbad noch nicht abgeklungen sind.

43

Lochialstau

Beim Lochialstau (Lochiametra) staut sich der verminderte oder gänzlich verhaltene Wochenfluss in der Gebärmutterhöhle. Unbehandelt kann dies durch die Bildung von Toxinen beim Zerfall der Lochien zu einer Endometritis oder Endomyometritis führen. In sehr seltenen Fällen besteht Sepsisgefahr.

Ursachen

- unzureichend geöffneter Muttermund
- Muttermund-Spasmus (häufiger nach Sectio caesarea)
- Blockade des Zervixkanals durch Koagel oder Eihautreste
- Retroflexio uteri

Symptome

- wenig übelriechender bis gänzlich fehlender Wochenfluss
- weicher, vergrößerter, druckschmerzhafter Uterus
- undifferenzierte Bauchschmerzen
- Stirnkopfschmerzen, typischerweise stechend bis an beide Schläfen ziehend
- Cave: Fieber und Schüttelfrost!

Maßnahmen

- Rückbildungsgymnastik
- Anlegen des Kindes
- Kontraktionsmittel (Oyxtocin-Spray)
- Spasmolytikagabe
- ggf. Ultraschallkontrolle veranlassen

Homöopathische Arzneimittel

Pulsatilla pratensis (Wiesen-Kuhschelle oder -Küchenschelle)

Die violettfarben blühende Pulsatilla ist eine – zwischenzeitlich leider bedrohte – einheimische Pflanze, die zur Familie der Hahnenfußgewächse zählt. Der Name Kuhschelle leitet sich vermutlich von der Blütenform ab, die mit ihren sechs Blütenblättern an eine Kuhglocke (in der Verkleinerungsform: Kühchen-Schelle) erinnert. Der nach der Blüte seidig-glänzende, behaarte Fruchtstand brachte der Pulsatilla auch den Namen Teufels- oder Bocksbart ein. Zur Gewinnung der homöopathischen Urtinktur wird die frische, zur Zeit der Blüte gesammelte ganze Pflanze verwendet. Sie enthält vor allem Protoanemonin, Gerbstoffe und Saponine und ist in ungetrocknetem Zustand giftig. Aufgrund dieser toxischen Wirkung sind Potenzen bis D3 verschreibungspflichtig.

Pulsatilla D6:
Bei: wechselhafter Gemütslage der Wöchnerin – sie variiert zwischen fröhlich bis weinerlich; spärlichem oder gestautem Wochenfluss – Konsistenz blutig, mal klumpig, mal dünnflüssig; Farbe der Lochien variiert von hell- bis dunkelrot.

V: Wärme, morgens und abends
B: Trost, Bewegung im Freien, frische Luft
Dosierung: dreimal täglich 5 Globuli

Ustilago maydis
Das homöopathische Mittel Ustilago
maydis (lateinisch „ustilare": verbrennen)
wird aus einem Schmarotzerpilz gewonnen, der bei Maispflanzen den sogenannten Maisbrand verursacht. Dieser Name
bezeichnet sowohl den Pilz selbst als
auch die Erkrankung der Maispflanze.
An der Frucht verursacht er blasige, an
den Stängeln knollenartige schwarz-graue
Wucherungen, die wie verbrannt aussehen.
Das homöopathische Einzelmittel wird aus
den getrockneten Pilzsporen hergestellt.

Ustilago maydis D6:
Bei: ständig sickerndem Wochenfluss –
Konsistenz eher zähflüssig, zieht Fäden,
auffallend „gesträhnt", Farbe eher dunkel;
niedergeschlagener Gemütslage der
Wöchnerin; nervös, ziehenden Schmerzen
in Oberschenkeln und Leiste; Empfindung
einer Kugel im Unterleib.
V: Berührung, Bewegung
B: Ruhe
Dosierung: dreimal täglich 5 Globuli

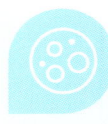

**Schüßler-
Salze**

Die Beschaffenheit des Wundsekrets ist
hier maßgeblich. Die Auswahl der Schüßler-

Salze richtet sich beim Lochialstau immer
nach den Absonderungen aus dem Vaginal-
bereich der Wöchnerin und den beschriebenen Beschwerden. Die Wöchnerin lässt
mehrmals am Tag 2 Tabletten auf der
Zunge zergehen.

*Mittel je nach Beschaffenheit
des Wundsekrets*
- Weiß-flockig:
  Nr. 1 Calcium fluoratum D12
- Blutig, Fieber bis 38,5 °C:
  Nr. 3 Ferrum phosphoricum D12
- Stinkend, schmierig, jauchig,
  Fieber über 38,5 °C, antibakteriell:
  Nr. 5 Kalium phosphoricum D6
- Stinkend, schmierig, glasig, wund-
  machend, ätzend, fließend wässrig:
  Nr. 8 Natrium chloratum D6
- Eitrig ohne Abfluss:
  Nr. 9 Natrium phosphoricum D6
  und Nr. 11 Silicea D12
- Gelblich-grünlich, blutig, dick, eitrig
  mit Abfluss:
  Nr. 12 Calcium sulfuricum D6

Zwischenmittel bzw. Ergänzungssalz
Nr.18 Calcium sulfuratum Hahnemanni D6:
Es regt die Ausscheidungsvorgänge an
und wirkt zugleich auf milde Weise anti-
infektiös. Das Schüßler-Salz Nr. 18 wird
als Zwischenmittel angewendet, d. h. je
2 Tabletten werden zwei- bis dreimal am
Tag zwischendurch zusätzlich zu den oben
genannten Schüßler-Salzen verabreicht.
Wichtiger Hinweis: Salz Nr. 12 und Nr. 18
niemals am gleichen Tag geben, sondern im täglichen Wechsel. Beides sind
Schwefelsalze!

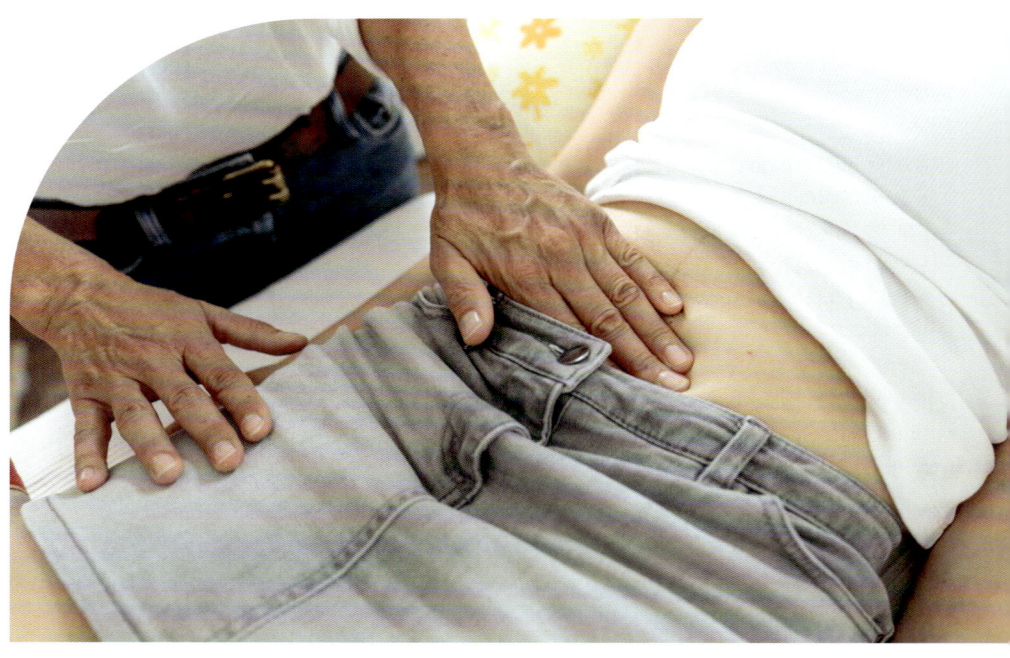

 **Beratungs- & Behandlungstipps**

- Bauchlage mit unterstütztem Fundus uteri
- Stress reduzieren, ggf. Bettruhe
- Bauchmassagen (regen Reizwehen an)
- Unterdrückte Gefühle erkunden. Wenn die Tränen fließen dürfen, fließen oftmals auch die Lochien wieder.
- Sitzbäder, z. B. mit Eichenrinden- oder Kamillenextrakt
- Warme Moorpackung (z. B. Original Altteich Naturmoor-Packung®) auf den Bauch legen.

- Rückbildungstee: Hirtentäschel- und Frauenmanteltee mit Zusatz von etwas Zimt, dreimal täglich eine Tasse des Tees trinken
- Bauchmassage mit Stadelmann UT-Öl (enthält Weizenkeimöl, Eisenkraut, Ingwer, Nelke, Zimt)
- Teuto Wärme Auflage (Pulver) zur Verwendung als Fußbad, einmal täglich

Beschwerden der Symphyse

Die Verbindung des Beckenrings, die knorpeligen Strukturen der Symphyse und die Iliosakralgelenke stellen eine funktionelle Einheit dar, die nur eine begrenzte Beweglichkeit bietet.

Ursachen

Unter dem höheren Östrogen- und Progesteronspiegel wird dieser Bereich während der Schwangerschaft als Vorbereitung auf den Geburtsvorgang gedehnt. Trotz der physiologischen Lockerung kommt es bei 0,3 bis 4 Prozent aller Frauen zu Läsionen dieser Strukturen, insbesondere bei der Geburt. Die Schädigung der Symphysenfuge führt zur Instabilität und macht sich hauptsächlich mit Beckenschmerzen und Störungen der Beweglichkeit bemerkbar. Sie kann bereits in der frühen Schwangerschaft auftreten und bis ins Spätwochenbett anhalten. In manchen Fällen geht die Läsion einer Symphysenruptur voraus, z. B. nach schweren Geburtstraumata.

Symptome

- Schmerzen im Becken, in den Leisten, den Innenseiten der Oberschenkel, manchmal auch in der Scheide, überwiegend bei Belastung
- Verschlimmerung bei Alltagsbewegungen wie Aufstehen, Treppensteigen, Bücken, Heben von Gegenständen
- funktionelle Bewegungseinschränkungen: Betroffene können sich im Liegen nicht umdrehen und nicht auf einem Bein stehen
- Reizung des Iliosakralgelenkes mit Schmerzen
- Gehbeschwerden, unsicherer Hink- oder Watschelgang

Diagnostik

- Funktionstest im Hüftgelenk: in Rückenlage wechselweise ein Bein aus der Hüfte heraus langsam nach unten schieben lassen, nur unter Schmerzen möglich
- Einbeinstand: schmerzverstärkend bis nicht durchführbar
- Magnetresonanztomographie (MRT) zur weiteren Abklärung

Maßnahmen

- Entlastung im häuslichen Umfeld
- körperliche Schonung, ggf. Einhalten von Bettruhe (Symphysenruptur)
- Vermeidung einseitiger Belastung
- Baumwolltuch (z. B. Babytragetuch) in Höhe der Trochanter fest umbinden
- analgetische Behandlung
- Physiotherapie, bei Ruptur als Hausbesuch

Homöopathische Arzneimittel

Ruta graveolens (Weinraute)

Die giftige Strauchpflanze Ruta graveolens ist ein starkes Mittel gegen Verletzungen. Das homöopathische Einzelmittel setzt man in erster Linie bei Schädigungen an Bändern, Sehnen und Knorpeln ein. Auch bei Prellungen, die direkt den Knochen beziehungsweise die Knochenhaut betreffen, hilft die gelbblütige Weinraute. Um das homöopathische Mittel herzustellen, werden die frischen, oberirdischen Pflanzenteile zu Beginn der Blütezeit geerntet, kleingeschnitten, zerstoßen und gepresst. Aus dem so gewonnenen Pflanzensaft potenziert man dann die Arznei. Für die heilende Wirkung sind ätherische Öle, Phenole, Methylketone und Terpene verantwortlich. Sie wirken leicht beruhigend und krampflösend.

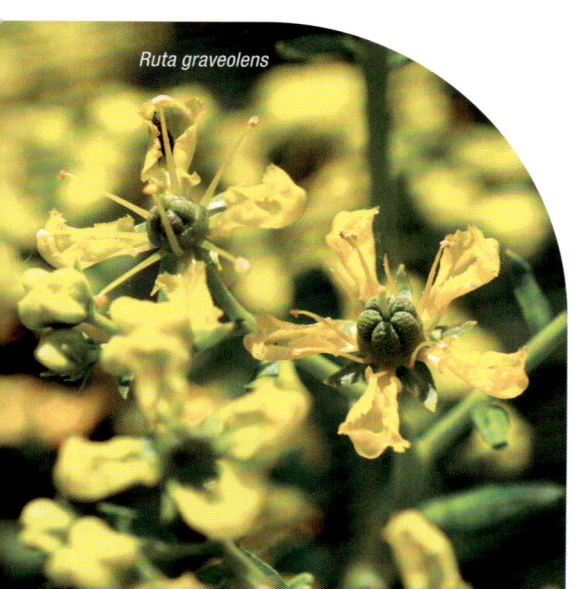

Ruta graveolens

Ruta D6:

Bei: anhaltenden Schmerzen durch Dehnungen der Bänder, Sehnen und Muskelansätze während der Geburt.
V: durch Kälte, nach dem Stuhlgang, abends
B: im Liegen auf dem Rücken, durch sanfte Bewegung, durch Wärme
Dosierung: dreimal täglich 5 Globuli

Symphytum officinale (Beinwell)

Der botanische Name Symphytum officinale kommt vom griechischen „symphyo" (ich vereinige). Der deutsche Name Beinwell setzt sich zusammen aus „Bein", womit man früher generell Knochen bezeichnete, und dem altdeutschen Verb „wallen", das „zusammenwachsen" bedeutet. Das Verletzungsmittel Symphytum officinale beschleunigt und fördert die Heilung von Knochenbrüchen, Knochenhautverletzungen, Sehnen-, Muskel- und Bandverletzungen sowie stumpfen Verletzungen. Reich an Kalzium, Phosphor, Kalium, Eisen, Magnesium und den Vitaminen B, C und E wird es in der Phytotherapie vorrangig bei akuten Verletzungen angewendet. Doch auch wenn die Schäden schon länger zurückliegen und nur schlecht heilen, ist Beinwell in homöopathischer Zubereitung ein wirkungsvolles Mittel.

Symphytum D12:

Bei: Schmerzen im Symphysenbereich.
V: durch Bewegung
B: nicht bekannt
Dosierung: dreimal täglich 5 Globuli, bei starken Beschwerden im zweiwöchigen Wechsel mit Ruta D6

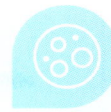

Schüßler-Salze

Hauptmittel

Bei Schmerzen ist das Mittel der Wahl
Nr. 7 Magnesium phosphoricum D6.
Mehrmals täglich eine „Heiße Sieben" aus
10 Tabletten trinken. Außerdem die Salbe
Nr. 7 sanft einmassieren, Kompressen
auflegen. Wechselweise auf Nr. 2 Calcium
phosphoricum D6 wechseln, falls Nr. 7
alleine nicht ausreicht.
Zwei-Gläser-Methode beachten!

Weitere Mittel je nach Beschwerdebild
- Zur Stärkung der Symphyse und der
  Mutterbänder, bei Instabilität:
  Nr. 1 Calcium fluoratum D12:
  Morgens als „Heiße Eins" mit 5
  Tabletten trinken. Zusätzlich die
  Salbe Nr. 1 im unteren Rücken und
  auf dem Unterleib leicht einmassieren.
  Nr. 8 Natrium chloratum D6: Zweimal 2
  Tabletten bis 16:00 Uhr lutschen.
  Nr. 11 Silicea D12: Abends als „Heiße
  Elf" mit 5 Tabletten trinken. Zusätzlich
  die Salbe Nr. 11 im unteren Rücken und
  auf dem Unterleib leicht einmassieren.
  Langfristige Anwendung!

- Bei einer Läsion:
  Am besten in der Drei-Gläser-Methode
  (siehe S. 21) in kurzen Zeitabständen
  hintereinander in kleinen Schlucken
  kauend trinken. Nr. 1 Calcium fluoratum

D12: als „Heiße Eins" mit 5 Tabletten
zur Entspannung.
Nr. 3 Ferrum phosphoricum D12: als
„Heiße Drei" mit 7 Tabletten zu sich
nehmen. Dies unterstützt die Sauerstoff-
zufuhr und hilft, die Läsionen abzuheilen.
Nr. 3 Ferrum phosphoricum ist das
„Unfallmittel" der Biochemie.
Nr. 7 Magnesium phosphoricum D6: als
„Heiße Sieben" mit 10 Tabletten zum
Entspannen von Muskulatur und Nerven,
zur Schmerzbehandlung.

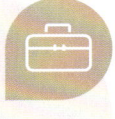

Beratungs- & Behandlungstipps

- Anlegen eines Beckengürtels (z. B.
  ErgoLoc) zur Stabilisierung, ggf. mit
  Druckpelotten am Trochanteransatz
- Salbenauflage mit Arnica-Symphytum-
  Salbe. Nur auf intakter Haut anwenden!
- Warmes Heublumensäckchen auf die
  Symphyse legen.
- Traumeel®
- osteopathische Behandlung
- Kinesio-Taping
- Teuto® Wärme Auflage: Die Auflage auf
  die betroffenen Stellen auftragen.
  (Bietet entspannende Wärme, die
  Auflage intensiviert als Hautreizmittel
  die Durchblutung der Haut.)

Wundheilungsstörungen bei Geburtsverletzungen

Als Wundheilung werden die physiologischen Prozesse des Wundverschlusses bezeichnet, vor allem die Neubildung von Bindegewebe und die Einsprossung von Kapillargefäßen. Für die primäre Wundheilung der verschiedenen Geburtsverletzungen ist eine frühe Behandlung ein wesentlicher Faktor, da mögliche Infektionen des Wundgebietes vermieden werden sollen. Bei sauberen und gut adaptierten Wundrändern ist die Bindegewebsneubildung meist gering, der primäre Wundverschluss erfolgt rasch und komplikationslos.

Bei klaffenden Wundrändern kommt es dagegen häufig zu einer verzögerten, sekundären Wundheilung, bei der der Gewebsdefekt durch Granulationsgewebe und eine zum Teil ausgedehnte Narbenbildung aufgefüllt wird.

Bei einer Wundheilungsstörung kann die Wunde nicht ausheilen, bevor die Ursachen nicht behoben sind. Bis zur Nachuntersuchung nach 6 bis 8 Wochen postpartum sollte jedoch jede Geburtsverletzung vollständig verheilt und schmerzfrei sein.

Ursachen

- unzureichende Wundrandadaption
- Hämatombildung
- Serome (Pseudozysten im Wundgebiet)
- zu frühe Entfernung der Fäden nach operativem Wundverschluss, Knotenbruch oder Nahtruptur
- Infektion
- Stoffwechselerkrankung
- Eisenmangelanämie
- Immunschwäche
- mangelnde Ruhigstellung der Wunde
- permanente Druckbelastung
- Neigung zu Keloidbildung
- Unverträglichkeit gegen Wirkstoffe in Wundauflagen oder Schleimhautdesinfektionsmitteln
- BMI über 35

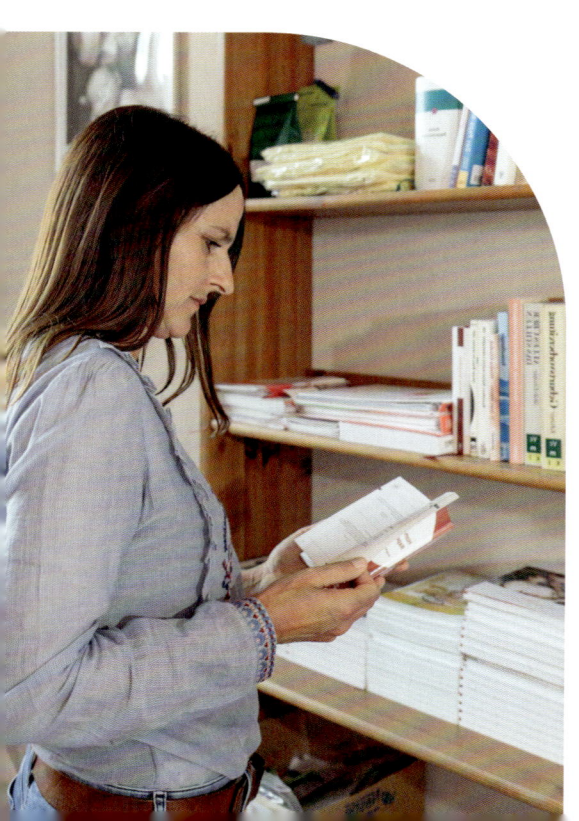

Symptome

- Rötung
- Schmerzen
- Ödembildung
- Wunddehiszenz
- Blutungen
- mögliche Gefäß- oder Nervenschäden
- Blut- und Lymphzirkulationsstörungen

Symptome einer Wundinfektion

Bei einer Wundinfektion ist die Wunde gerötet, überwärmt und meist übelriechend. Die Menge des Wundexsudats nimmt deutlich zu, es kann zu einer vermehrten oder plötzlichen Entleerung des Sekrets aus der Narbe bzw. Wunde kommen. Schmerzen treten auf. Als Zeichen einer Immunreaktion können umliegende Lymphknoten schmerzhaft anschwellen. Kommt es zusätzlich zu Fieber oder Schüttelfrost, besteht die Gefahr einer Sepsis.

Maßnahmen

- Abspülen von Damm-, Labien- oder Sphinkterverletzungen nach jedem Toilettengang
- sorgfältige Händehygiene
- kurzzeitige lokale Kühlbehandlung des Dammes mit Eisbeutel, kalten Gel-Pads, Eiswürfeln in Waschhandschuh, in Olivenöl getränkter, eingefrorener Slipeinlage

- Infizierte Wunden mit Ocentisept® reinigen (nur oberflächliche Anwendung!), wegen der Gewebstoxizität nicht länger als maximal eine Woche anwenden.
- ggf. Weiterleitung an Gynäkologin zur Nahtrevision bzw. Nahteröffnung und Antibiose
- Schmerzmedikation nach Bedarf (Paracetamol, Ibuprofen)

Homöopathische Arzneimittel

Arnica montana (Bergwohlverleih)

Arnica gilt als das homöopathische Wundheilmittel schlechthin. Es wird bei stumpfen Gewebsverletzungen, insbesondere mit Schwellung und Bluterguss, sowie bei Zerrungen, Verstauchungen, Frakturen mit Weichteilverletzungen, Quetschungen, Gehirnerschütterungen und bei einem Verletzungsschock angewandt. Auch nach Operationen hat sich Arnica bei Nachblutungen, Schwellungen und Schmerzen bewährt.

Arnica D6

Bei: Wundheilungsvorgängen, postoperativen Blutungen, Hämatomen und Wundheilungsstörungen; Folgen von stumpfen Verletzungen der Weichteile; Gefühl wie zerschlagen; Überempfindlichkeit des Körpers – sogar das Bett erscheint zu hart.
V: Berührung der verletzten Körperregion,

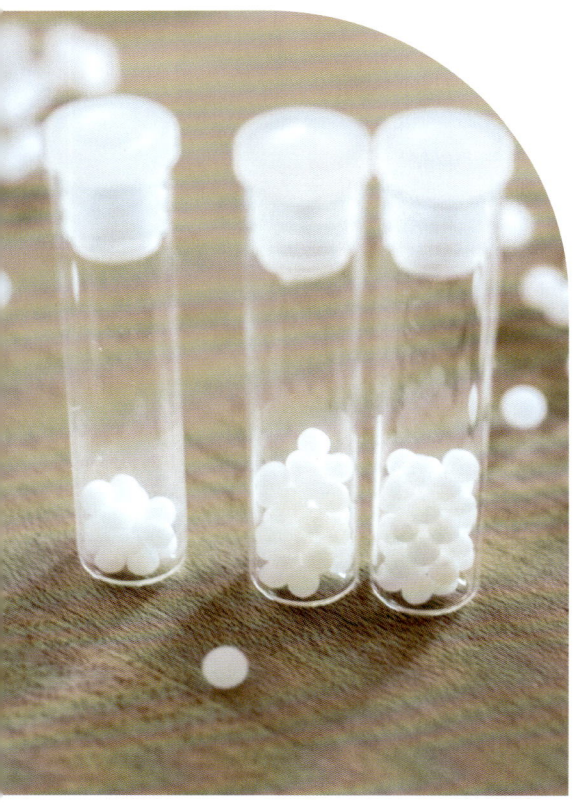

Bellis D6
Bei: Wundheit; Blutung; Verletzung tief liegender Gewebe – auch länger zurückliegend; tagelang ausbleibender Erholung der Wöchnerin – sie ist empfindlich, mutlos, verzagt; Gefühl von Zerschlagenheit und Kälte im betroffenen Bereich – jede Bewegung ist anstrengend und schmerzt; Beschwerden, die meistens linksseitig lokalisiert sind.
V: Kälte
B: Bewegung und Reiben
Dosierung: Zu Beginn fünfmal 5 Globuli. Mit einsetzender Besserung ist eine dreimalige Gabe in dieser Potenz ausreichend. Bei Symptombesserung einmal täglich 5 Globuli.

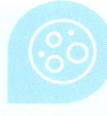

Schüßler-Salze

Bewegung und Erschütterung
B: Ruhe, im Liegen
Dosierung: dreimal täglich 5 Globuli

Bellis perennis (Gänseblümchen)
Bellis perennis (siehe S.41) wird auch „Arnica der Frauenheilkunde" genannt, da es besonders gut bei Verletzungen der Organe und des Gewebes der Beckenorgane wirkt. Bellis kann ergänzend zu Arnica gegeben werden, um den Rückgang von Schwellungen und Einblutungen ins Gewebe zu beschleunigen.

Hauptmittel
Das Hauptmittel ist Nr. 3 Ferrum phosphoricum D12. Alle 2 Stunden 2 Tabletten lutschen oder mehrmals täglich als „Heiße Drei", zubereitet mit 5 Tabletten, zu sich nehmen. Auch Spülungen mit Nr. 3 Ferrum phosphoricum D12 können helfen.
Dafür 10 Tabletten in 1/8 Liter warmen Wasser auflösen. Zusätzlich Salbe Nr. 3 im unverletzten Umgebungsbereich sanft einklopfen.

Weitere Mittel je nach Beschwerdebild
Je nach Aussehen und Beschaffenheit
der Narbe stehen folgende weitere Mittel
zur Auswahl.

- Bei Narbenkeloid:
  Salbe Nr. 1: Mehrmals täglich sanft
  aufklopfen. Salbe Nr. 11: Abends auf-
  klopfen. Auch ein Salbenverband kann
  sehr hilfreich sein, vor allem wenn der
  Nahtfaden sich nicht von selbst auflöst.
- Bei eiternder Wunde:
  Nr. 9 Natrium phosphoricum D6 und
  Nr. 11 Silicea D12: Drei- bis fünfmal pro
  Tag je 5 Tabletten Nr. 9 und Nr. 11
  gemeinsam in heißem Wasser auflösen
  und schluckweise trinken.
  Nr. 5 Kalium phosphoricum D6: Bis zu
  siebenmal 1 bis 2 Tabletten bis 15:00
  Uhr lutschen – dieses Mittel gilt als das
  „Antibiotikum der Biochemie".
  Nr. 21 Zincum chloratum D6: Abends
  3 Tabletten lutschen.
- Bei schlecht heilender Wunde
  und Narbenbildung:
  Nr. 9 Natrium phosphoricum D6:
  Vormittags und nachmittags als
  „Heiße Neun" mit 5 Tabletten trinken.
  Nr. 12 Calcium sulfuricum D6:
  Im Laufe des Tages drei- bis viermal
  2 Tabletten lutschen.
- Bei schlecht heilender Wunde,
  Narbenbildung und Schwellung:
  Nr. 4 Kalium chloratum D6: Zwei bis
  dreimal täglich als „Heiße Vier" mit
  5 Tabletten trinken.
  Salbe Nr. 4: Morgens und abends
  sanft auftragen.

- Bei Narbe mit stinkender Absonderung,
  Sphinkterschwäche/-verletzung:
  Salbe Nr. 5: Mehrmals täglich sanft
  einklopfen oder einen Salbenverband
  bzw. eine Salbenkompresse auflegen.
- Bei trockener, schuppiger Narbe:
  Salbe Nr. 8: Mehrmals täglich sanft
  einklopfen.
- Bei berührungsempfindlicher oder
  gefühlloser Narbe:
  Salbe Nr. 7 und Salbe Nr. 5: Mehrmals
  täglich wechselweise sanft einklopfen.
  Salbe Nr. 11: Abends sanft einklopfen.

Eine analoge Anwendung der jeweiligen
Schüßler Salze als Tabletten ist empfehlenswert. Dabei täglich dreimal 2 Tabletten
des jeweiligen Schüßler-Salzes lutschen.
(Siehe auch S. 20 und 22)

Allgemeine Schmerzen lindern

Schon allein durch die starke
Beanspruchung des Gewebes
im Scheidenbereich sind
Verletzungen wie Risse oder
Schürfungen möglich.
Die Geburtsverletzungen können
zu Beginn sehr schmerzhaft sein.
Hier empfiehlt sich Schüßler-Salz
Nr. 7 Magnesium phosphoricum
D6 in der heißen Darreichungs-
form als „Heiße Sieben" mit
10 Tabletten.

Beratungs- & Behandlungstipps

- (Bett-)Ruhe, unbedingt Luft an Wunde lassen, Raumtemperatur am besten über 28 °C
- Wunde von Druck und Zug entlasten, wenig bis gar nicht sitzen (für 3 bis 5 Tage), Beine nicht spreizen.
- Für regelmäßigen Stuhlgang sorgen, Obstipation vermeiden.
- bei Sphinkterverletzungen möglicherweise Einsatz von Laxantien vor dem 1. Stuhlgang
- bei analer Inkontinenz nach Sphinkterverletzung und/oder DR IV°. Weiterleitung zur (3-Ziele-)Physiotherapie
- Arnica Salbe N® oder Arnica comp. Gel® DHU
- Schafgarben- und Johanniskrautöl zur Wund- und Narbenpflege. (Nicht bei gleichzeitiger Einnahme von Antibiotika!)
- Repatin N13 liquidum: Hanföl, Eichenrindenextrakt und Leinöl wirken keim- und virenhemmend. Davon mehrmals täglich einige Tropfen auf die betroffenen Stellen auftragen.
- bei nässenden Episiotomiewunden: Sitzbäder mit Zusatz von Calendulaessenz, Frauenmantelkraut, Schwarztee, Hamamelisrinde oder Tannolact® (alternativ 1 gehäuften EL Eichenrinde mit 1 Liter Wasser 15 Minuten lang kochen, Sud dem Sitzbad zugeben)

- Regenerationsspray Motherlove (Herbal Company) mehrmals täglich auftragen.
- Wundauflagen mit kolloidalem Silber 40 ppm aufbringen. (Dazu am besten eine Sprühkopfflasche aus der Apotheke verwenden.)
- Kremo 058 Reinigungswasser (alkoholfrei) zum Sprühen auf die Wunde geben. (Vor allem bei einer bakteriellen Infektion anzuwenden.)
- Cystus Sud für Spülungen, Sitzbäder, Kompressen

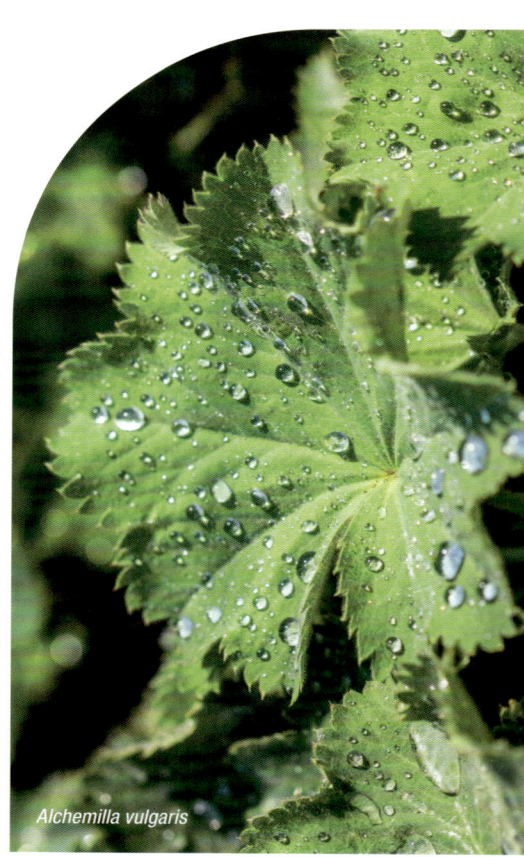

Alchemilla vulgaris

Narbenbehandlung der Sectionaht

Narben sind verbleibende Zeichen tiefer Verletzungen der Haut und entstehen im Laufe der normalen Wundheilung. Die vollständige Ausreifung der Kaiserschnittwunde führt im Normalfall zu einer weichen, blassen und flachen Narbe. Dieser Prozess kann bis zu 2 Jahre in Anspruch nehmen. In Abhängigkeit von Lokalisation, Ursache, Heilungsverlauf und individueller Anlage kann es jedoch zu einer krankhaft veränderten Wundheilung mit übermäßiger oder auch unzureichender Bildung von Narbengewebe kommen.

Ursachen

- unsaubere Schnittlinienführung
- kein spannungsfreier Wundverschluß
- ungeeignetes Nahtmaterial
- suboptimale Nahttechnik
- Wundinfektionen
- zu viel Zug, Druck oder Dehnung im Narbengebiet
- Keloidbildung oder Narbenhypertrophie
- mangelnder Sonnenschutz

Symptome

- Spannungsgefühle
- Parästhesien im Bereich der Narbe
- Volumen- oder Substanzdefekte
- Juckreiz
- Schmerzen
- Missempfindungen oder mangelnde Akzeptanz

Homöopathische Arzneimittel

Calendula officinalis (Ringelblume)
Der Korbblütler Calendula ist wie Arnica und Bellis perennis ein wichtiges Verletzungsmittel der Homöopathie. Die beste Wirkung wird bei einer parallelen Anwendung von Calendula innerlich und äußerlich erzielt. Das Mittel wirkt granulationsfördernd und entzündungshemmend. Es hilft vorwiegend bei der Heilung von verschmutzten und infizierten Wunden, Operations- und Risswunden sowie Wunden mit zerfranstem Gewebe. Auch bei Wundheilungsstörungen mit Infektionen oder Granulombildung, starkem Wundschmerz und einer überschießenden Narbenbildung kommt es zum Einsatz.

Calendula D6
Bei: gerötetem Wundrand; überschießender Narbenbildung; Granulombildung; entzündeter, schlecht heilender Wunde.
V: kaltes, feuchtes oder schwüles Wetter, abends, bei Zugluft und körperlicher Berührung
B: Wärme, ruhiges Liegen in Stille, leichte Bewegung durch Umhergehen
Dosierung: dreimal täglich 5 Globuli

Delphinum Staphisagria (Stephanskraut)

Staphisagria ist im deutschsprachigen Raum auch als „Stefanskraut" bekannt und gehört zur Gattung der Rittersporne. Das homöopathische Mittel wird aus den reifen, getrockneten Samen hergestellt. Besonders hilfreich ist es nach Operationen, denn es beschleunigt die Heilung von stichartigen, mit scharfen Instrumenten verursachten Verletzungen sowie von Schnittwunden. Bei der Behandlung von Blasenentzündungen bei jungen Frauen findet Staphisagria ebenfalls häufig Verwendung.

Staphisagria D12

Bei: Beschwerden als Folge operativer Eingriffe; Schnittverletzungen; atonischer Obstipation nach OP; allgemeiner Müdigkeit und Abgespanntheit; bei hochsensiblen Wöchnerinnen, die ihre Gefühle (besonders Wut und Ärger) aber zum Teil sehr lange unterdrücken.
V: nach einem kurzen Schläfchen am Nachmittag, Kummer, Ärger, Wut
B: Ruhe, Wärme, nach dem Frühstück
Dosierung: dreimal täglich 5 Globuli

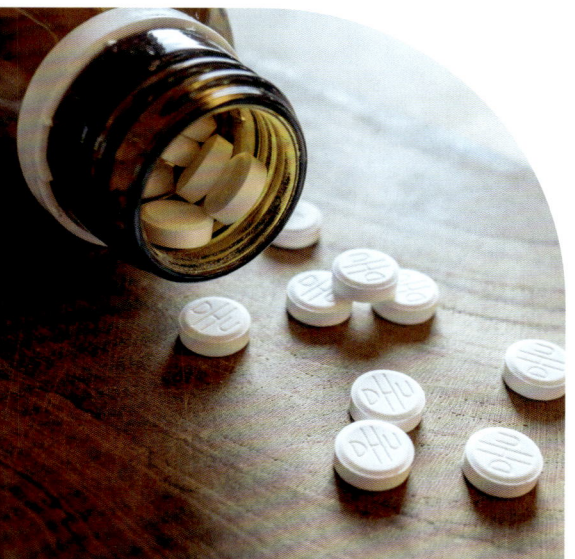

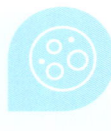

Schüßler-Salze

Hauptmittel

Mittel der Wahl ist hier Nr. 3 Ferrum phosphoricum D12. Alle 2 Stunden 2 Tabletten lutschen oder mehrmals täglich als „Heiße Drei", zubereitet mit 5 Tabletten, zu sich nehmen. Auch Spülungen mit Nr. 3 Ferrum phosphoricum D12 sind zu empfehlen. Dafür 10 bis 20 Tabletten in 1/8 Liter warmen Wasser auflösen. Zusätzlich hilft Salbe Nr. 3, die im unverletzten Umgebungsbereich sanft eingeklopft wird.

Weitere Mittel je nach Beschwerdebild

- Zur Förderung der Hautbildung an der Naht:
  Nr. 2 Calcium phosphoricum D6: Morgens als „Heiße Zwei" mit 5 Tabletten trinken.
  Nr. 5 Kalium phosphoricum D6: Mittags als „Heiße Fünf" mit 5 Tabletten trinken.
  Nr. 8 Natrium chloratum D6: Über den Tag verteilt bis 16:00 Uhr drei- bis fünfmal 2 Tabletten lutschen.
  Nr. 11 Silicea D12: Abends 5 Tabletten als „Heiße 5" trinken.
- Bei berührungsempfindlicher oder gefühlloser Narbe:
  Salbe Nr. 7 und Salbe Nr. 5: Mehrmals täglich wechselweise sanft einklopfen.
  Salbe Nr. 11: Abends sanft einklopfen.
- Bei Narbenkeloid:
  Salbe Nr. 1: Mehrmals täglich sanft aufklopfen.

Salbe Nr. 11: Abends aufklopfen. Auch ein Salbenverband kann sehr hilfreich sein, vor allem wenn der Nahtfaden sich nicht von selbst auflöst.

- Bei roter Narbe:
Salbe Nr. 3: Mehrmals täglich sanft einklopfen.
- Bei milchig-weißlicher Narbe, klebenden Absonderungen, Schwellungen:
Salbe Nr. 4: Mehrmals täglich sanft einklopfen.

Beratungs- & Behandlungstipps

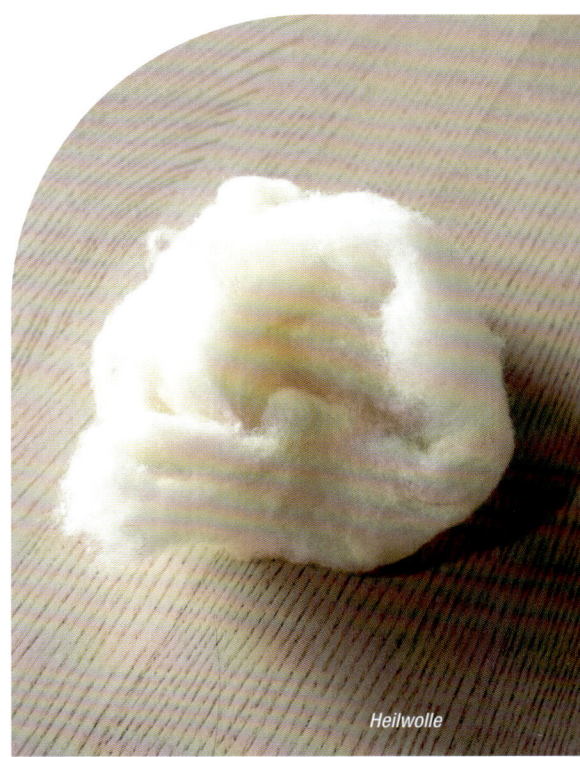
Heilwolle

- Solange noch Krusten und kleinere nässende Stellen vorhanden sind, die Narbe lediglich täglich mit warmem Wasser abduschen und vorsichtig trocken tupfen.
- Bei nässenden Arealen die Narbe locker mit Wundauflage und sauberer Kompresse abdecken.
- Bei hypertrophen Narben und Keloiden mit übermäßiger Proliferation von Bindegewebe, Rötung, Schmerz und Juckreiz Silikonfolien oder -gel (Dermatix®) auflegen.
- Narben während des 1. Jahres konsequent mit Sunblocker oder Sonnencreme mit hohem Lichtschutzfaktor (LSF 50+) vor Sonnenlicht schützen.
- Heilwolle zur Druckentlastung und zu Schutz vor mechanischer Reizung auflegen. Dies fördert die Narbenreifung.

- Bei infizierter Naht zur Desinfektion Tannolact®-Pulver (1 Messerspitze auf 500 ml Wasser) auftragen.
- Bei belegter, schlecht heilender, übelriechender Wunde Medihoney™ Gelverband anlegen.
- Narbe regelmäßig mit weicher Babyhaarbürste massieren.
- Bei Verhärtungen Spiraltape anlegen.
- Bei Dehiszenz an Gynäkologin weiterleiten.
- Sidea B12 Kautabletten zur Unterstützung der Nerven verwenden.
- Cystus Biosalbe

Narbenmassage nach Sectio

1.

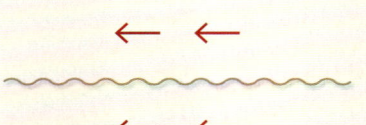

entlang der Narbe

2.

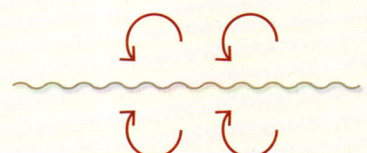

in kreisenden Bewegungen
zur Narbe hin

3.

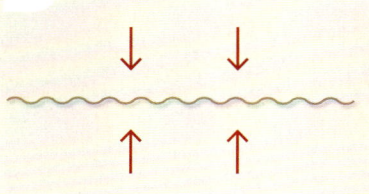

auf die Narbe zu

4.

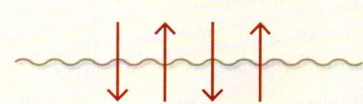

über die Narbe hinweg

Nach 14 Tagen Narbe täglich ein- bis zweimal mit Mandel- oder Weizenkeimöl
in den gezeigten vier Schritten massieren. Statt Öl kann auch Polygonatum officinale
Salbe (Weleda) oder Narben Gel (Wala) angewendet werden.
- Bei verzögerter Abheilung mit Calendula-, Rescue®- oder Hamamelissalbe
  (z. B. Hametum®) behandeln.
- Bei juckenden Narben und Taubheitsgefühlen mit APM®-Salbe massieren.
- Bei derben und unbeweglichen Narben Original IS®-Narbenöl anwenden.

Hämorrhoidalbeschwerden

Die schwangerschaftsbedingten hormonellen, metabolischen und immunologischen Veränderungen beeinflussen auch die Physiologie und Anatomie der Perianalregion. Aus den erweiterten Arterien des Gefäßpolsters, das sich im Inneren des Enddarm nahe des Afters befindet, können nun Hämorrhoiden entstehen. Etwa die Hälfte aller schwangeren Frauen hat entsprechende Beschwerden.

Im Wochenbett führen Schmerzen in der primären Wundheilungsphase von Geburtsverletzungen häufig zunächst zu einem Stuhlverhalt der Betroffenen. Insbesondere nach protrahierten Geburtsverläufen, vaginal-operativen Entbindungen oder nach der Geburt eines makrosomen Kindes kann es aufgrund der starken Ödembildung zu einem Hämorrhoidalprolaps, zur Thrombosierung bereits bestehender Hämorrhoiden oder zu einer starken Schwellung von Mariken kommen. Die Rückbildung von Hämorrhoidalknoten erfolgt im Wochenbett meist innerhalb von 2 bis 6 Wochen.

Symptome

- Jucken, Stechen, Brennen, Nässen des Afters
- Fremdkörpergefühl im Enddarm
- bei vergrößerten Hämorrhoiden häufig frische, schmerzlose, hellrote Blutungen im Analbereich

Maßnahmen

- topische Anwendung von weicher Zinkpaste (ohne Zusatzstoffe nach DAB 10), Hamamelissalbe und/oder -zäpfchen (z. B. Hametum®), ggf. zusammen mit einem Lokalanästhetikum, Heparinsalbe 60000 IE (verschreibungspflichtig)
- Laxantien: Lactulose oder Macrogol

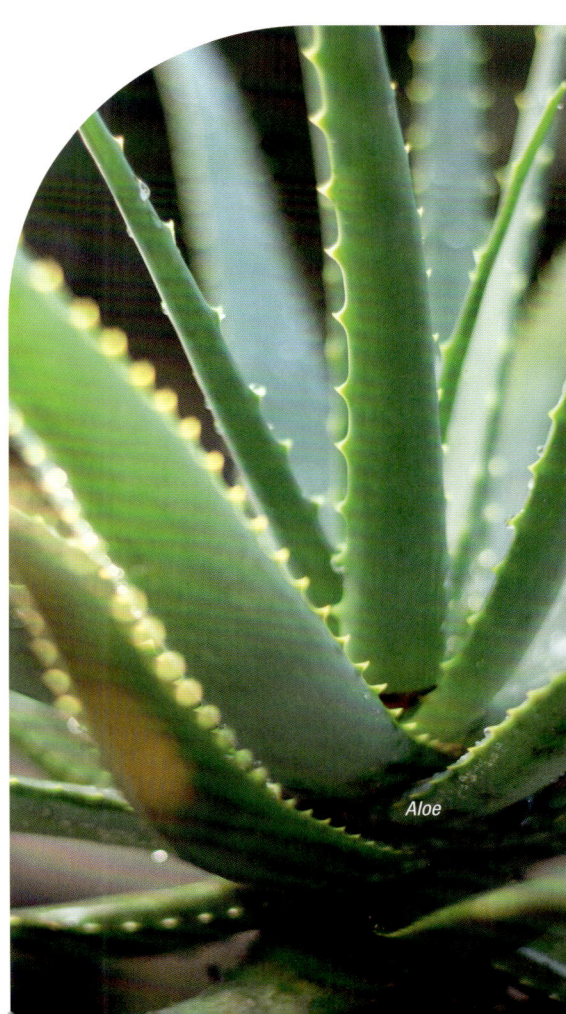

Aloe

Homöopathische Arzneimittel

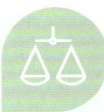

Aesculus hippocastanum (Rosskastanie)

Die Samen der Rosskastanie haben eine positive Wirkung auf die Blutgefäße: Sie hemmen den Austritt von Flüssigkeit aus den Gefäßen und erhöhen die Spannkraft der Venen. Auch entzündungshemmende Wirkungen sind für die Rosskastanie beschrieben. Für das homöopathische Mittel werden die frischen, geschälten Samen verwendet sowie daraus hergestellte Extrakte. Hauptwirkstoff ist das ß-Aescin; darüber hinaus sind Flavonoide, Gerbstoffe, fettes Öl und Stärke enthalten. Die Rinde der Rosskastanie wird traditionell ebenfalls als Heilmittel genutzt: innerlich bei Beschwerden aufgrund einer venösen Durchblutungsstörung und äußerlich gegen das Brennen und Jucken bei Hämorrhoiden.

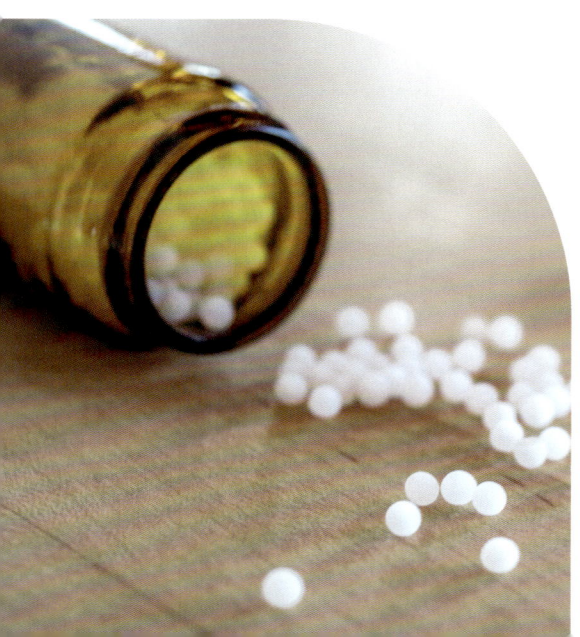

Aesculus D6

Bei: scharfen, schießenden Schmerzen den Rücken hinauf; Fremdkörpergefühl im After; bei trockenem und juckenden After, Brennen mit Frostschauern; venösen Stauungen; begleitende Steifheit im Kreuzbein; Hämorrhoiden dunkelrot, selten blutend.

V: Bewegung, im Stehen, Kälte

B: kühle, feuchte Luft, im Freien

Dosierung: dreimal täglich 5 Globuli

Aloe (Bitterschopf)

Die Gattung „Aloe" umfasst fast 450 Arten, die vor allem in den tropischen und subtropischen Gebieten Afrikas, aber auch auf der arabischen Halbinsel, in den Mittelmeerländern, Amerika und Asien verbreitet sind. Schon in der Antike nutzte man die Heilpflanze zur Behandlung von Hämorrhoiden, stark blutenden Wunden und Verstopfung. In der Schulmedizin ebenso wie in der Pflanzenheilkunde gilt Aloe noch heute als wirksames Mittel bei Verdauungsstörungen, Hauterkrankungen, Entzündungen, Immunschwäche, Kreislauferkrankungen und Allergien.

Für das homöopathische Einzelmittel wird jedoch nicht die bekannte Aloe vera genutzt, sondern andere Aloe-Arten wie beispielsweise die Kap-Aloe (Aloe ferox). Das Mittel kommt bei Durchfall, Sphinkterschwäche, Hämorrhoiden, Analfissuren, nach rektal-analen operativen Eingriffen zum Einsatz. Die Globuli werden aus dem eingedickten und getrockneten Saft der Blätter hergestellt.

Aloe D6
Bei: schmerzhaften, juckenden, berührungsempfindlichen Hämorrhoiden; Schweregefühl im Rektum; brennendem Schmerz; Verstopfung.
V: frühmorgens, Wärme
B: kalte Anwendungen
Dosierung: dreimal täglich 5 Globuli

Collinsonia canadensis
(Kanadischer Grießwurz)
Der kanadische Grieswurz trägt im Volksmund auch den Namen „Steinwurzel". Die Pflanze verdankt ihn der erfolgreichen Behandlung von verschiedensten Steinleiden. Collinsonia wurde bereits von den indigenen Völkern Amerikas verwendet, um Wunden oder Schlangenbisse zu heilen. Diese verwendeten alle Teile der Pflanze, von den Blättern bis zur Wurzel, und stellten einen Sud her, den sie tranken oder als Umschlag auf die betroffenen Körperstellen legten.
In der Homöopathie wird die frische Wurzel der Pflanze verwendet, die u. a. ätherische Öle wie Limonen und Pinen sowie Caryophyllen und Triterpensaponine enthält.
Das Einzelmittel hilft bei Hämorrhoiden, Blähungskoliken und Verstopfung.

Collinsonia canadensis D6
Bei: blutenden, schmerzhaften Hämorrhoiden; kolikartigen Leibschmerzen während und nach dem Stuhlgang; Pruritus ani; Pflock-Gefühl im After; starker Obstipation und Flatulenz.
V: Kälte
B: Wärme
Dosierung: dreimal täglich 5 Globuli

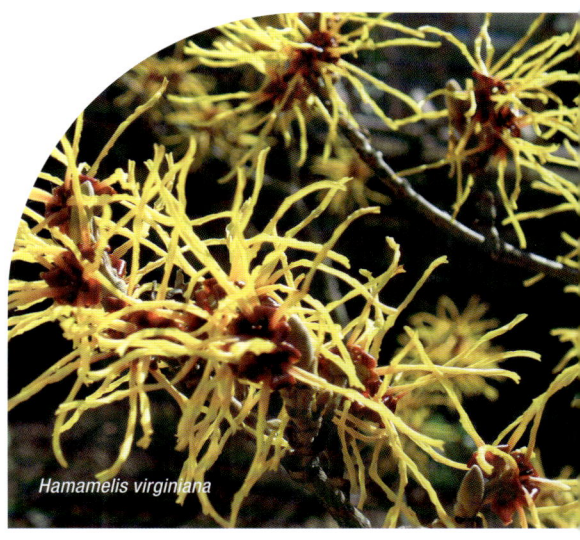
Hamamelis virginiana

Hamamelis virginiana (Zaubernuss)
In unseren Breiten ist die Zaubernuss ein beliebter Winterblüher, der seine Samen im Reifestadium aus holzigen Kapselfrüchten meterweit von sich schleudert. Aufgrund ihrer außergewöhnlichen Blütezeit, der besonderen Fortpflanzungsmethode und der Ähnlichkeit mit dem heimischen Haselstrauch heißt die Hamamelis im Volksmund auch „Hexenhasel".
Arzneilich verwendet werden die getrockneten Blätter und die getrocknete Rinde. Beide Pflanzenteile enthalten Gerbstoffe und flüchtige Bestandteile wie Alkane, Aldehyde, Ketone, Ester und Terpene. In der Homöopathie wird Hamamelis sowohl bei Venenerkrankungen im Bereich der Genitalien, des Rektums und der unteren Extremitäten als auch bei Blutungen unterschiedlicher Art sowie Quetschungen und Verletzungen durch Stürze angewendet.

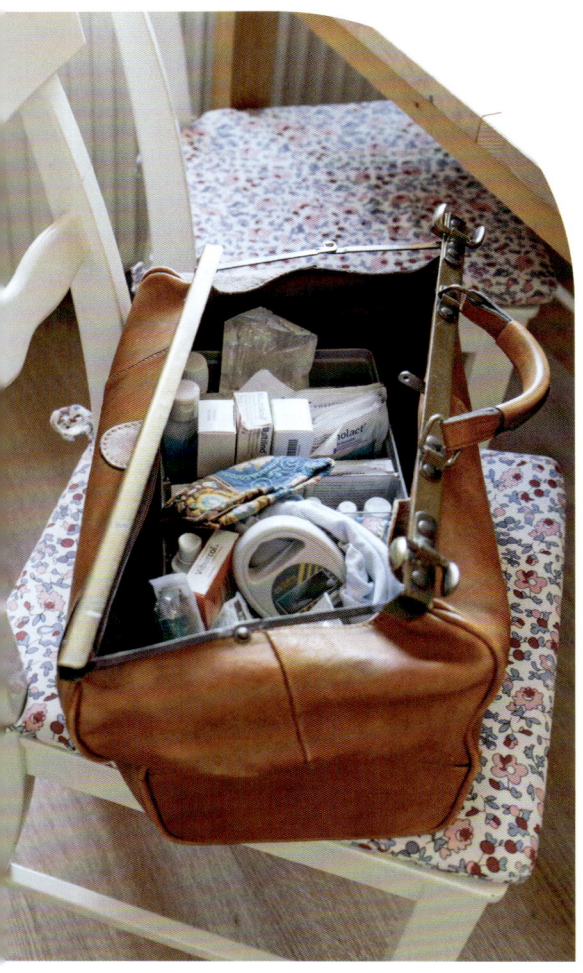

Paeonia officinalis (Pfingstrose)
Die sommergrüne, krautige Pfingstrose gehört zur Familie der Pfingstrosengewächse (Paeoniaceae). Die großen weißen, rosa- oder pinkfarbenen Blüten ähneln denen der Rose. Der Name Paeonia leitet sich von „Paian" ab, dem Arzt der griechischen Götter. Dieser soll mit der Pfingstrose Hades, den Gott der Unterwelt, auf dem Olymp von einer Pfeilwunde geheilt haben. Im Mittelalter galt die Wurzel der Pfingstrose als wirksames Mittel gegen Gicht und sie sollte bei Kinder- und Frauenkrankheiten helfen. Die Samen der Paeonien wurden auf Ketten aufgereiht und zahnenden Kindern zum Kauen gegeben. In Bayern kennt man die Samen deshalb heute noch als „Apolloniakörner"– benannt nach der heiligen Apollonia, der Patronin der Zahnleidenden.

In der Homöopathie werden für die Herstellung der Urtinktur die frischen knollenartigen Wurzeln der Pfingstrose verwendet.

Paeonia D3
Bei: Analekzem oder -fissur; bei nässendem, entzündlich gereiztem, purpurrotem Analbereich; starken, langanhaltenden Schmerzen nach dem Stuhlgang; beißenden oder juckenden Beschwerden; innerlichem Frösteln nach dem Stuhlgang.
V: Stuhlgang
B: nicht bekannt
Dosierung: nach Bedarf, nach jeder Gabe Besserung abwarten; Mittel erst wieder bei erneuter Verschlechterung einnehmen.

Hamamelis D6
Bei: Wundheit am After; dunkelroten Blutungen; Neigung zu Entzündungen; Zerschlagenheitsgefühl.
V: feuchtwarmes Wetter, Druck, Berührung, Erschütterung
B: Reden, frische Luft, Ruhe, Nachdenken
Dosierung: dreimal täglich 5 Globuli

Schüßler-Salze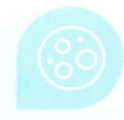

Gut wäre es, die entsprechenden Schüßler-Salze anschließend noch mindestens 1 weitere Woche zu sich zu nehmen. Salben-anwendungen sind jeweils analog zu den Schüßler Salzen durchzuführen.

Hauptmittel
Beim Hämorrhoidalbeschwerden ist Nr. 1 Calcium fluoratum D12 zum empfehlen. Mehrmals täglich 2 Tabletten auf der Zunge zergehen lassen.
Zusätzlich hilft Salbe Nr. 1, die auf den Hämorrhoiden auftragen wird, am besten nach jedem Toilettengang und nach gründlicher Reinigung im Analbereich.
Bei akuten Beschwerden eignen sich die Salze Nr. 1 Calcium fluoratum D12, Nr. 3 Ferrum phosphoricum D12 und Nr. 8 Natrium chloratum D6. Jeweils im Wechsel als „Heiße X" mit je 5 Tabletten so lange trinken, bis die Symptome nachlassen. Am besten die Drei-Gläser-Methode anwenden. Bei Krämpfen und Jucken kann man zusätzlich Nr. 7 Magnesium phosphoricum D6 verwenden. Als „Heiße Sieben" mit 10 Tabletten zu sich nehmen. Die „Heiße Sieben" so lange einsetzen, bis die Krämpfe oder der Juckreiz nachgelassen haben.

Weitere Mittel je nach Beschwerdebild
Je nach unten aufgeführten Beschwerden sollten folgende Schüßler-Salze entweder das Hauptmittel oder die beschriebenen Akutmitteln ergänzen. Sie sind jeweils ein- bis zweimal täglich als „Heiße X", zubereitet mit bis zu 5 Tabletten, zu trinken. Die Anwendung sollte solange wiederholt werden, bis eine spürbare Besserung eintritt.

- Ätzend, brennender Analbereich:
  Nr. 1 Calcium fluoratum D12
- Hellrot blutend:
  Nr. 3 Ferrum phosphoricum D12,
  Nr. 11 Silicea D12
- Brennende Schmerzen:
  Nr. 8 Natrium chloratum D6,
  Nr. 9 Natrium phosphoricum D6
- Heftige Schmerzen, juckend:
  Nr. 7 Magnesium phosphoricum D6
- Juckend und brennend:
  Nr. 5 Kalium phosphoricum D6
- Mit Knotenbildung:
  Nr. 1 Calcium fluoratum D12
- Knoten entzündet:
  Nr. 1 Calcium fluoratum D12,
  Nr. 6 Kalium sulfuricum D6
- Jucken und Brennen, Druckgefühl, Schmerzen beim Stuhlgang:
  Nr. 11 Silicea D12,
  Nr. 21 Zincum chloratum D6
- Bei Nachlassen der Beschwerden:
  Nr. 4 Kalium chloratum D6, Nr. 9 Natrium phosphoricum D6, Nr. 11 Silicea D12
- Bei Einrissen und Fissuren sind folgende Salze zu empfehlen: Nr. 1 Calcium fluoratum D12: morgens als „Heiße Eins" mit 5 Tabletten. Nr. 11 Silicea D12: abends als „Heiße Elf" mit 5 Tabletten. Außerdem: Salbe Nr. 1 morgens und Salbe Nr. 11 abends im Analbereich einmassieren.

Beratungs- & Behandlungstipps

- Stuhlregulierung durch ballaststoff-reiche Ernährung: Vollkornbrot, Müsli, Sesam, Haferflocken, Hülsenfrüchte, Gemüse und frisches Obst (mit Schale)
- Mindestens 2 Liter Flüssigkeit pro Tag trinken. Empfohlen werden vor allem Wasser und kalorienfreie Getränke wie ungesüßter Tee.
- Einsatz von pflanzlichen Quellstoffen: z. B. Leinsamen, Weizenkleie oder indischer Flohsamen (ausreichend trinken!)
- Zeit für den Toilettengang nehmen, beim Stuhlgang nicht stark pressen.
- Anleitung zu sorgfältiger Analhygiene
- Vermeidung von Intimpflegelotionen oder feuchtem Toilettenpapier
- Zur Linderung des Reibungsschmerzes bei der Analhygiene fetthaltige Salbe verwenden: Retterspitz Wund- und Heilsalbe, Calendula-, Hamamelis- oder Tamany Pappelsalbe mit Bisabolol BDIH.
- Unmerkliches Austreten von Schleim und Sekret aus dem Mastdarm reizt die umgebende Haut. Weiche Vlieskompressen (z. B. Nobatop, Noba Verbandsstoffe) saugen Feuchtigkeit auf und verbessern die lokale Einwirkung von Salben.
- Sitzbäder mit Zusatz von Eichenrindenabsud oder Tannolact®, Calendulatinktur, Schafgarben- oder Zinnkrauttee lindern den Juckreiz und wirken adstringierend.

- Kühle Quarkkompressen zum Abschwellen: 2 EL kühlen Magerquark mit 1 bis 2 Tropfen ätherischem Lavendelöl mischen, Masse auf 10 cm mal 10 cm große Vlieskompresse streichen, einmal falten, im Liegen zwischen die Pobacken „klemmen". Zum Schutz ein Handtuch unterlegen: Die austretende Molke wirkt zusätzlich entzündungshemmend. (Nicht anwenden bei Milcheiweißallergie.)
- Cystus 052 Sud für tägliche Sitzbäder
- Urbitter Biotee jeweils 1 Tasse 20 Minuten vor einer Hauptmahlzeit trinken.
- Leberwickel mit Salbe Nr. 10 oder eine abendliche Salbeneinreibung im Bereich des Oberbauches.

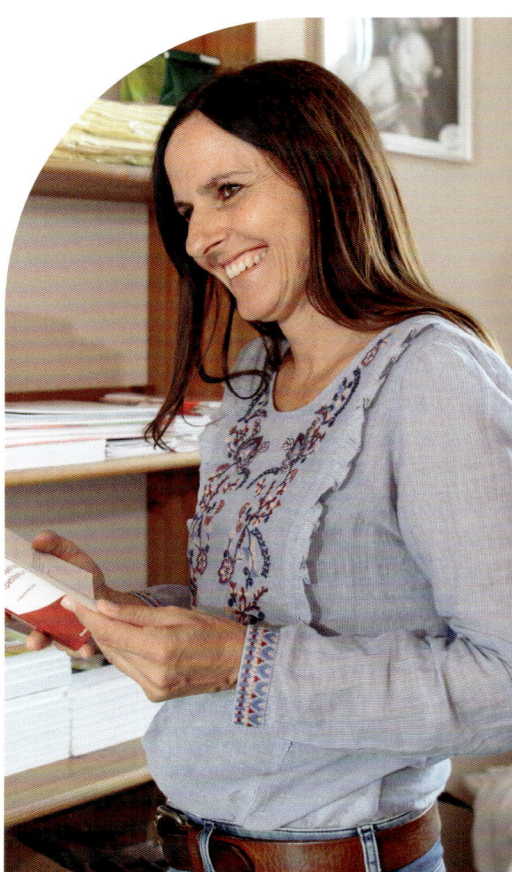

Obstipation

In den ersten Wochenbetttagen ist die Darmmotilität bis zum Absinken des Progesteronspiegels noch herabgesetzt. Meist erfolgt eine spontane Darmentleerung deshalb erst am 2. bis 3. Wochenbetttag. Nach der Geburt verändern sich zudem die Lageverhältnisse im Bauchraum. Eine meist verminderte Nahrungsaufnahme sowie die vermehrte Flüssigkeitsausscheidung und Atmung unter der Geburt, die gesteigerte postpartale Diurese und die anfängliche Bettruhe begünstigen eine Obstipation. Bis die Darmfunktion und die Lageverhältnisse sich wieder normalisiert haben, vergehen etwa 2 bis 4 Wochen. Manche Frauen leiden nach der Geburt unter Verstopfung, weil sie ihren Stuhlgang aus Angst vor Schmerzen bei bestehenden Geburtsverletzungen zurückhalten.

Symptome

- geblähter Bauch, Meteorismus
- erschwerter Stuhlgang, Schmerzen bei der Darmentleerung
- Ausscheiden kleiner Mengen an Stuhl, häufig hart und teilweise klumpig
- Völlegefühl, Bauchschmerzen, Gefühl, sich unvollständig entleert zu haben
- Unwohlsein, Appetitlosigkeit

Maßnahmen

- Zäpfchen oder Mikroklist mit Paraffinöl oder Glyzerin (Glycerol) zur Erhöhung der Gleitfähigkeit des Stuhls. Glyzerin löst zusätzlich einen Reiz zur Ausscheidung aus. Längere Einsätze können zu Entzündungen am After führen.
- Milde Laxantien: Laktulose, Sorbitol, Bisacodyl, Macrogol und Natriumpicosulfat – sind auch beim Stillen anwendbar.
- Bauchmassagen mit Fenchel-Kümmel-Öl im Uhrzeigersinn ausgehend vom rechten Unterbauch bogenförmig bis zum linken Unterbauch fortführen.

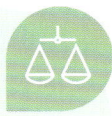

Homöopathische Arzneimittel

Alumina (Aluminiumoxid)

Das homöopathische Mittel Alumina wird aus Aluminiumoxid hergestellt, das entsteht, wenn Aluminium mit Sauerstoff reagiert. Man bezeichnet es auch als Tonerde. Das feuerfeste weiße Pulver löst sich nur in starken Säuren oder Basen, nicht in Wasser. Alumina gleich den Flüssigkeitshaushalt von Haut und Schleimhäuten aus und wirkt durch die Regulation der willkürlichen und unwillkürlichen Muskeltätigkeit ausgezeichnet auf die Verdauung.

Alumina D12

Bei: Verstopfung mit sehr trockenem Stuhl, der am After klebt; selbst intermittierendem, weichem Stuhl, der nur schwer entleert werden kann.

V: morgens, nach dem Verzehr stärkehaltiger Lebensmittel

B: abends, Wärme

Dosierung: dreimal täglich 5 Globuli

Nux vomica (Brechnuss)

Der bis zu 25 Meter hohe immergrüne Baum der Brechnuss (Strychnos nux-vomica L.) ist in den tropischen Gebieten Asiens, Vorderindiens, Javas, Sri Lankas und Nordaustraliens beheimatet. Alle Pflanzenteile enthalten das Nervengift Strychnin und verschiedene Alkaloide. Sie werden in den genannten Ländern schon seit Hunderten von Jahren bei Magen- und Darmproblemen eingesetzt. Das ungiftige homöopathische Mittel besteht aus den reifen und getrockneten Samen des Brechnussbaumes.

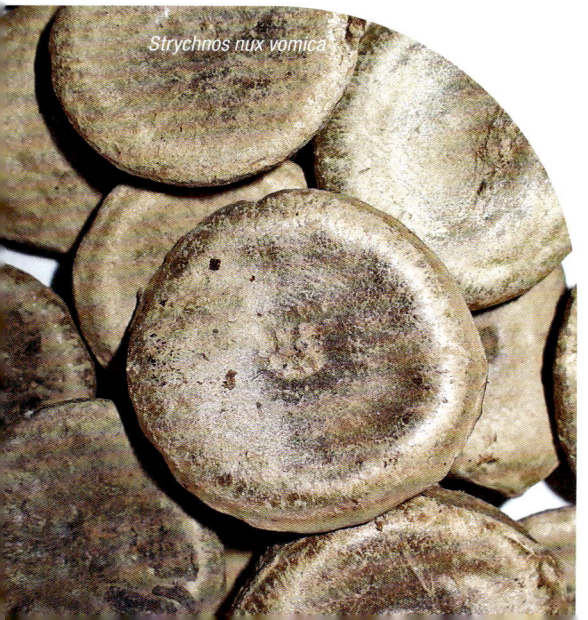

Strychnos nux vomica

Nux vomica D6

Bei: Verdauungsbeschwerden durch „Überessen"; Verstopfung mit vergeblichem Stuhldrang; kleinkugeligem, dunklem, harten Stuhl; stechenden Schmerzen im Rektum; Reizbarkeit.

V: morgens, Zugluft, Reiz- und Genussmittel

B: Wärme, Ruhe, Schlaf

Dosierung: dreimal täglich 5 Globuli

Opium (nach DAB eingestelltes Opium aus Papaver somniferum)

Schlafmohn ist eine der ältesten Kulturpflanzen der Welt. Das aus Papaver somniferum hergestellte Opium verwendete man zu Heilzwecken bereits in der Antike. Im 19. Jahrhundert wurde der Opiumkonsum vor allem in Europa allerdings zum gesellschaftlichen Problem. Als Rauschmittel beeinflusst Opium Geist und Gemüt, die Wahrnehmung, den Schlaf, die Verdauung und das Temperaturempfinden. Rohopium darf heute pharmazeutisch nicht als Darreichungsform zubereitet und abgegeben werden. Als Rezepturgrundstoff für die Herstellung der „nach DAB eingestellten" Opiumtinktur dient deshalb ein Vielstoffgemisch aus dem eingetrockneten Milchsaft des Schlafmohns. Da bei Opiumabusus häufig Verstopfungen bis hin zum Darmverschluss eintreten, liegt im Sinne der Ähnlichkeitsregel darin eine Hauptindikation von Opium.

Opium D12

Bei: Verstopfung als Folge von Ärger, Schreck; heftigen Schmerzen im Rektum beim Stuhlgang mit Zurückhalten des

Stuhls; Darm wie gelähmt, tagelangem Ausbleiben von Stuhl; Nachwirkungen von Narkose und Operation; aufgetriebenem Bauch, Blähungen; trockenem, knolligem Stuhl.
V: nach dem Schlaf, Wärme
B: Abkühlung, kalte Speisen und Getränke
Dosierung: zweimal täglich 5 Globuli

Lycopodium (Bärlapp)

Der Bärlapp ist in Mittel- und Nordeuropa beheimatet, findet sich aber auch in Russland, Amerika und Asien. In Deutschland, Österreich und der Schweiz steht die Pflanze unter Naturschutz. Das Kraut der moosartigen Pflanze enthält giftige Alkaloide, die bei unsachgemäßer Dosierung Schleimhautreizungen, Krämpfe, Brechdurchfälle bis hin zum Koma bewirken können. Für die Zubereitung des homöopathischen Mittels Lycopodium werden die getrockneten reifen Sporen der Pflanze verwendet.

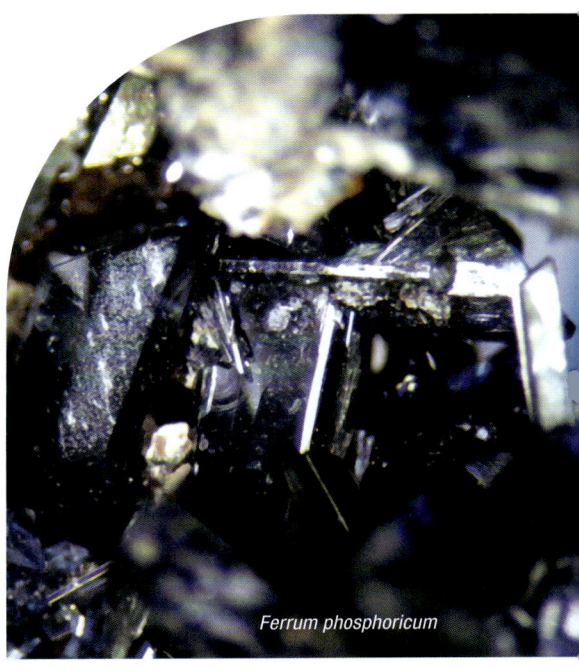

Ferrum phosphoricum

Lycopodium D6

Bei: Blähungen mit lauten Darmgeräuschen, aufgetriebenem Bauch; erfolgloser Defäkation mit starken Krämpfen; Gefühl der unzureichenden Entleerung nach Stuhlgang; ggf. Hämorrhoiden; Gefühl, der Druck z. B. von Kleidung, Gürtel am Bauch sei unerträglich.
V: während der Zeit von 16:00 bis 20:00 Uhr, beim Erwachen, Wind, nasses Wetter, Liegen auf der rechten Seite
B: warme Getränke, warmes Essen, Bewegung, Aufstoßen, Wasserlassen, nach Mitternacht, frische Luft
Dosierung: dreimal täglich 5 Globuli

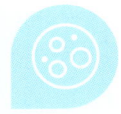

Schüßler-Salze

Hauptmittel bei Obstipation

Das Schüßler Salz Nr. 3 Ferrum phosphoricum D12 sollte bei Obstipation immer angewendet werden.

Weitere Mittel je nach Beschwerdebild

- Für die Sauerstoffversorgung der Darmmuskulatur: Nr. 3 Ferrum phosphoricum D12
- Zur Befeuchtung von Kot und Darm: Nr. 8 Natrium chloratum D6

- Zur Förderung der Ausscheidung:
  Nr. 10 Natrium sulfuricum D6
- Zur Förderung der Darmbewegung:
  Nr. 11 Silicea D12
- Zur Entspannung des vegetativen
  Nervensystems: Nr. 7 Magnesium
  phosphoricum D6

Anwendung: Pro Salz jeweils 5 Tabletten als „Heiße X" einmal am Tag verabreichen. Sinnvoll ist außerdem eine Kuranwendung mit allen oben genannten Schüßler-Salzen. Ihr Ziel ist es, den Darm auf Trapp zu bringen und damit die Obstipation langfristig zu bessern. Während der Kurdauer von 3 bis 6 Wochen sollten jeweils 5 Tabletten pro Schüßler Salz in der aufgelösten Darreichungsform getrunken werden.

Bauchmassage

Hilfreich bei der akuten Obstipation ebenso wie bei der Kuranwendung ist zudem eine tägliche morgendliche Bauchmassage mit Salbe Nr. 7 sowie ein Leberwickel mit Salbe Nr. 10, z. B. einmal pro Woche, gegen 14:00 Uhr, oder am Wochenende.

Hauptmittel bei Blähungen (Meteorismus)

Bei Blähungen sollte stets verabreicht werden – vor allem wenn diese kolikartig sind und versetzt abgehen: Nr. 7 Magnesium phosphoricum D6, bis zu dreimal täglich als „Heiße Sieben" mit 10 Tabletten.

Weitere Mittel je nach Beschwerdebild

- Leberbedingte Blähungen:
  Nr. 6 Kalium sulfuricum D6: drei- bis fünfmal 2 Tabletten im täglichen Wechsel mit Nr. 10 Natrium sulfuricum D6: drei- bis fünfmal 2 Tabletten lutschen. Außerdem zu empfehlen: Viel Bewegung, damit die Winde abgehen; Leberwickel mit Salbe Nr. 6 und Nr. 10 im Wechsel.
- Schmerzen im rechten Oberbauch:
  Nr. 10 Natrium sulfuricum D6: als „Heiße Zehn" mit 5 Tabletten
- Mit Druckschmerz:
  Nr. 6 Kalium sulfuricum D6: als „Heiße Sechs" mit 10 Tabletten
- Kolikartig:
  Nr. 6 Kalium sulfuricum D6, Nr. 7 Magnesium phosphoricum D6: Alle 5 Minuten im Wechsel als „Heiße Sechs" bzw. „Heiße Sieben" mit je 10 Tabletten trinken.
- Nach faulen Eiern riechend:
  Nr. 4 Kalium chloratum D6: Vor jeder Mahlzeit ein- bis zweimal 2 Tabletten lutschen.
- Versetzte Winde, besonders rechts:
  Nr. 6 Kalium sulfuricum D6: Drei- bis fünfmal täglich 2 Tabletten im täglichen Wechsel mit Nr. 10 Natrium sulfuricum D6 lutschen.
  Nr. 8 Natrium chloratum D6: zwei- bis dreimal täglich bis 16:00 Uhr 2 Tabletten lutschen. Hilfreich ist es außerdem, die Salben Nr. 6 und 10 im täglichen Wechsel auf den Oberbauch aufzutragen.

Beratungs- & Behandlungstipps

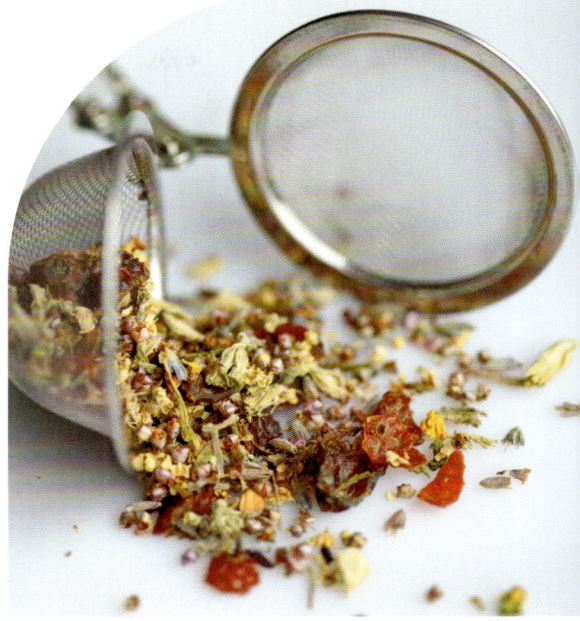

- Für ausreichende Flüssigkeitszufuhr (ca. 2 Liter) sorgen: Wasser, Mineralwasser, Kräutertee und verdünnte Fruchtsäfte. Mehr Flüssigkeit zu sich zu nehmen, verbessert die Verdauung nicht zusätzlich. Sehr effektiv: Gleich nach dem Aufstehen einen 1/2 Liter lauwarmes Wasser trinken.
- Ballaststoffreiche Ernährung: Leicht verdauliches Gemüse, Obst und Getreideprodukte aus Vollkorn, Sauerkraut oder Sauerkrautsaft, Joghurt, saure Sahne, Feigen, getrocknete Pflaumen oder Aprikosen und Rhabarber verzehren. Eine gute Wirkung lässt sich auch mit reifen, weichen Kiwis erzielen. Sie enthalten verdauungsfördernde Enzyme, die abführend wirken.
- Zum Frühstück: Müsli mit Weizenkleie oder Leinsamenschrot (am Abend zuvor in Wasser einweichen) mit Joghurt essen und danach reichlich trinken.
- Je 1 EL Bio-Olivenöl vor den Mahlzeiten einnehmen.
- Den Körper wahrnehmen, nicht „unter Druck" setzen. Beim Stuhlgang nicht pressen, um dem Beckenboden nicht zu schaden.
- Regelmäßige Bewegung. Schon ein täglicher Spaziergang von einer halben Stunde wirkt sich positiv auf die Darmtätigkeit aus.

- Hinweis: Abführmittel sind nicht zur Selbstmedikation geeignet.
- Carum Carvi Zäpfchen (Wala oder Weleda)
- Warme Ölkompresse mit 10 bis 20 Tropfen 10-prozentigem ätherischem Lavendelöl im LWS-Bereich aufbringen.
- Baucheinreibung: zwei- bis dreimal täglich mit 3 bis 5 Tropfen 10-prozentigem Kümmelöl (Oleum Carum Carvi) oder
- Baucheinreibung mit Winde-Öl: 4 Tropfen Lavendelöl, 3 Tropfen Anissamenöl, 3 Tropfen Koriandersamenöl auf 100 ml Mandelöl
- Urbitter Biotee, maximal 3 Tassen täglich trinken.

69

Eisenmangelanämie

Postpartal liegt bei ca. 30 Prozent aller Mütter ein Eisenmangel vor. Häufigste Ursache sind der erhöhte Bedarf und somit eine meist nur niedrige Eisenreserve zum Ende der Schwangerschaft sowie Blutverluste bei der Geburt. Auch im Wochenbett und in der Stillzeit ist der Bedarf an Eisen mit 20 mg/Tag physiologisch erhöht. Funktionelles Eisen ist zu etwa zwei Drittel an Häm gebunden und liegt in Hämoglobin, Myoglobin und in Enzymen vor. Für die Sauerstoffversorgung und den Stoffwechsel ist es von zentraler Bedeutung. Ein Drittel findet sich in den Eisenspeichern Ferritin und Hämosiderin, eine geringe Menge ist als Transporteisen an Transferrin gebunden. Bevor es zu einem Eisenmangel und einer Blutarmut kommt, werden diese Speicher geleert und die Ferritinspiegel im Blut sinken. Eine postpartale Eisenmangelanämie ist definiert durch einen Hämoglobingehalt im Serum von weniger als 12 g/dl. Werte unter 10 g/dl zeigen einen klinisch signifikanten Eisenmangel an.

Symptome

- Müdigkeit und Abgeschlagenheit
- Kopfschmerzen
- Kurzatmigkeit
- Appetitlosigkeit
- Blässe
- Haarausfall, brüchige Nägel, eingerissene Mundwinkel
- Infektanfälligkeit

- Konzentrationsschwäche, Beeinträchtigung der kognitiven Leistungsfähigkeit
- Schlafstörungen
- verminderte Milchproduktion, Stillprobleme
- postpartale Depression (Bergmann 2009), Ängstlichkeit
- Störungen des Bondings
- Restless-Legs-Syndrom

Laboruntersuchungen

Der Hb-Wert zeigt lediglich die Konzentration des roten Blutfarbstoffes im Blut an. Über den aktuellen Füllungszustand der Eisenspeicher sagt er nichts aus. Erst durch die zusätzliche Bestimmung des eisenhaltigen Proteins Ferritin im Serum wird sichtbar, ob die Eisenvorräte im Körper gefüllt, verringert oder gar aufgebraucht sind. Serum-Ferritinwerte unter 30 ng/ml zeigen verringerte, solche unter 12 ng/ml entleerte Eisenspeicher an. Signale eines Eisenmangels können durch eine Serum-Ferritin-Bestimmung schon Wochen vor dem Auftreten einer Anämie erkannt werden. Da Ferritin jedoch ein Akutphasenprotein ist, dessen Wert z. B. nach einer Sectio, aber oft auch durch Entzündungsvorgänge nach vaginaler Geburt irreführend hoch ausfallen kann, ist eine gleichzeitige Bestimmung des C-reaktiven-Proteins (CRP) ein sinnvoller Parameter.

Maßnahmen

- Bestimmung des Hb-Werts innerhalb von 24 bis 48 Stunden postpartum bei Blutverlusten von mehr als 500 ml
- Bei Hb-Wert von 8 bis 10 g/dl orale Eisentherapie: Für die Anhebung des Hb-Werts um 1 g/dl ca. 200 mg resorbiertes Eisen/Tag Zur Verbesserung der Verträglichkeit à Retardtablette.
Bei höherem Bedarf Tagesdosis auf 2 bis 3 Gaben verteilen. Bessere Resorption, wenn Eisenpräparat mit Abstand zur Mahlzeit eingenommen wird.
- intravenöse Eisentherapie mit 1000 mg/Woche bei Hb-Wert von unter 8 g/dl und Ferritin-Werten unter 12 ng/ml
- Transfusionspflicht bei Symptomen des Blutvolumenmangels (Blutdruckabfall, Anstieg Herzfrequenz, Minderperfusion peripherer Organe, z. B. blasse, kalte Extremitäten, verringerte Harnausscheidung)

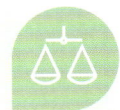

Homöopathische Arzneimittel

Ferrum Phosphoricum

Ferrum phosphoricum ist eine chemische Verbindung aus Eisen (Ferrum) und Phosphat (Phosphoricum). Beide Elemente sind lebensnotwendig für den menschlichen Körper. Während Eisen als wichtiges Spurenelement eine zentrale Rolle bei der Vermehrung der Erythrozyten spielt, dient die im Phosphor enthaltene Phosphorsäure (Phosphat) als wichtiger Stoffwechselregulator. Phosphat lagert sich an spezifische Enzyme an und kann diese aktivieren, wodurch z. B. die Sauerstoffversorgung der Zelle unterstützt wird.

Ferrum Phosphoricum D12:
Bei: allmählicher Entwicklung von Symptomen; Schwindel; Erschöpfung bei geringster Anstrengung; wechselnder Gesichtsfarbe zwischen rot und blass.
V: nachts
B: durch Bewegung
Dosierung: bis zu dreimal täglich 5 Globuli

China (Roter Chinarindenbaum)
Die Rinde des Chinarindenbaumes (Cinchona) findet sowohl in der Homöopathie als auch in der Schulmedizin Anwendung. Allerdings wächst dieser Baum nicht in China, sondern in den südamerikanischen Anden. Die Baumrinde wird wegen ihres hohen Gehaltes an Chinin schon seit Jahrhunderten zur Senkung von Fieber und zur Malariabehandlung verwendet. In der Homöopathie wird China vor allem bei Menschen eingesetzt, die durch Krankheit und hohen Flüssigkeitsverlust stark geschwächt sind.

China D6:
Bei: Blutverlust, Erschöpfung, großer Schwäche, Ohnmachtsneigung, Blässe und Kaltschweißigkeit vor allem nachts; geringster Anstrengung; leichter Reizbarkeit.
V: nachts
B: durch Wärme
Dosierung: bis zu dreimal täglich 5 Globuli

Schüßler-Salze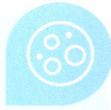

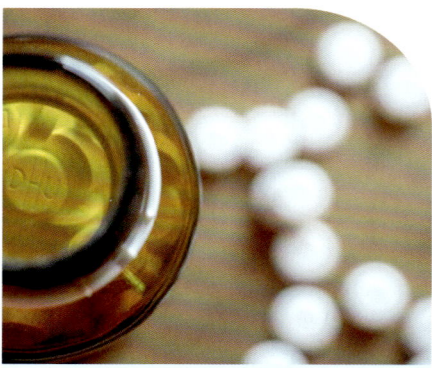

Hauptmittel

Nr. 2 Calcium phosphoricum D6 sollte bei Eisenmangelanämie angewendet werden. Vor dem Frühstück als „Heiße Zwei" mit 5 Tabletten trinken. Es dient zur Eisenbildung, da ohne Kalzium Eisen nicht verstoffwechselt wird. Außerdem kann man Nr. 3 Ferrum phosphoricum D12 als „Heiße Drei" aus je 5 Tabletten zu sich nehmen, z. B. um 10:00 Uhr und um 15:00 Uhr. Hilfreich ist auch Nr. 8 Natrium chloratum D6: bis 16:00 Uhr zwei- bis dreimal je 2 Tabletten lutschen.

Diese Kur sollte mindestens über 12 Wochen angewendet werden. Dann erfolgt eine Einnahmepause und das Blut wird auf Ferritin, Transferrin sowie Eisen kontrolliert. Haben sich die Blutwerte stabilisiert und verbessert, sollte die Kur noch einmal für weitere 12 Wochen durchgeführt werden. Dies ist auch in Hinblick auf den Säugling zu empfehlen, da er über die Muttermilch natürlich ebenfalls von der Einnahme profitiert.

Die gleichzeitige Aufnahme von Vitamin C (z. B. 200 ml frisch gepresster Obstsaft/ Tag zu den Mahlzeiten, Erdbeeren, Paprika) fördert die Aufnahme von Eisen.

Ergänzungssalze

Für erfahrene Hebammen sind die Ergänzungssalze nach Dr. Schüßler eine weitere Möglichkeit, um den vorhandenen Eisenmangel dauerhaft erfolgreich zu behandeln.
Dabei werden die Hauptmittel um die Ergänzungsmittel erweitert – diese werden dann im täglichen Wechsel zusätzlich zu den Salzen Nr. 2, 3, 8 angewendet.

Folgende Ergänzungssalze kommen zum Einsatz:
- Tag A: Nr. 17 Manganum sulfuricum D6: Abends 3 Tabletten lutschen.
- Tag B: Nr. 19 Cuprum arsenicosum D6: Abends 3 Tabletten lutschen.
- Tag C: Nr. 21 Zincum chloratum D6: Abends 3 Tabletten lutschen.
- Tag A, B und C immer der Reihe nach durchwechseln.

Die Anwendung mindestens 8 Wochen lang fortführen.

Beratungs- & Behandlungstipps

- Ferrum Pentarkan® H DHU zur Erholung nach Sectio oder schwerer Geburt
- Brennnesseltee (Cave bei stillenden Frauen: Der Tee kann durch diuretische Wirkung zu einer Verringerung der Milchmenge führen.)
- Spirulina-Algen-Präparat (in Bioqualität)
- Kräuterblut-Dragees (Achtung: Kräuterblutsaft führt manchmal zu Verfärbungen der Zähne)
- Bärlauch-Eisen-Kapseln

- Aktivierter Bockshornklee in Kapseln
- Eisenmus: Je 250 g getrocknete, ungeschwefelte Pflaumen, Feigen, Rosinen und Aprikosen mit 1 Liter Rotwein übergießen, abgedeckt 8 bis 12 Stunden stehen lassen, anschließend ca. 1 Stunde leicht köcheln lassen, bis der Alkohol vollständig verdampft ist. Dabei des Öfteren umrühren, anschließend pürieren und kochend heiß in kleine Gläser abfüllen. Kühl lagern, nach dem Öffnen rasch aufbrauchen. Täglich zwei- bis dreimal 1 bis 2 EL aufs Brot geben oder pur zu sich nehmen.
- Sidea B12
- ABCE Granulat
- Ferrum silicium comp. (Wala)

Bitte beachten

Eisen sorgfältig dosieren!

Freies Eisen und einfache Eisenverbindungen wirken prooxidativ. Bei anhaltender Überdosierung lagert sich überschüssiges Eisen in den Organen ab. Die Folgen können Gewebeschäden und Funktionseinschränkungen in Leber, Bauchspeicheldrüse, Herz, Hirnanhangdrüse oder den Gelenken sein. Eine allopathische Eisensubstitution sowie die Einnahme komplementärmedizinischer Eisenpräparate darf deshalb nicht übermäßig erfolgen. Bei einer festgestellten Selbstbehandlung eines Eisenmangels sollte im Beratungsgespräch unbedingt darauf hingewiesen werden.

Der Proteinkomplex Ferritin kann beim Menschen pro Molekül bis zu 4000 Eisenatome binden. Das an diesen Eiweißkomplex gebundene Eisen ist für den Organismus unschädlich und nicht reaktiv. Deshalb ist es empfehlenswert, einem Eisenmangel durch eine abwechslungsreiche Ernährung auch mit eisenreichen pflanzlichen Nahrungsmitteln zu begegnen. Diese enthalten oft ebenso viel oder sogar deutlich mehr Eisen als Fleisch (siehe S. 74).

Tipps zur Ernährung

Reguliert wird die Eisenkonzentration über die Absorption, die bei einem erhöhten Bedarf ansteigt. Zur Verbesserung des Eisenstatus bevorzugten Ernährungsempfehlungen bislang tierische Nahrungsquellen, da diese eine besser verfügbare Eisenverbindung (Häm-Eisen als $Fe2+$) enthalten als Pflanzen ($Fe3+$). Deshalb lautete die Empfehlung stets, mehr Fleisch, Wurst, Leber, Eier und Fisch zu essen. In den meisten Arzneimitteln zum Ausgleich eines Eisenmangels liegt Eisen ebenfalls als $Fe2+$ vor.

Entwarnung für Vegetarier und Veganer

Jüngere Forschungsergebnisse (Theil 2012) zeigen, dass der Eisenbedarf ebenso gut über pflanzliche Nahrung gedeckt werden kann. Entgegen des bisherigen Wissensstandes kann neben Häm-Eisen, Eisen-Salzen und Chelat-Eisen nämlich anscheinend auch Ferritin über die Endozytose (Aufnahme von Substanzen in die Zelle durch Einstülpen und Abschnüren von Teilen der Zellmembran) aufgenommen werden.

Eisenhaltige pflanzliche Lebensmittel:
- Sonnenblumen-, Kürbiskerne, Pistazien, Leinsamen, Sesamsamen, Tahin
- Hülsenfrüchte, Hummus
- Tofu
- Weizenkeime und -kleie, Hirseflocken
- Rosenkohl, Grünkohl, Feldsalat
- Schwarzwurzeln
- Erdbeeren
- getrocknete Aprikosen, Rosinen, Dörrpflaumen
- Rote-Bete-Saft (Oxalsäure durch Pasteurisieren bereits abgebaut)

Substanzen, die die Eisenaufnahme verschlechtern:
- Kaffee, schwarzer Tee, Cola, Rotwein
- Milch und Milchprodukte
- Gemüse wie Spinat, Rhabarber und Rote Bete (die enthaltene Oxalsäure verschlechtert die Bioverfügbarkeit von Mineralstoffen)
- Reis, Soja
- Antibiotika (z. B. Tetrazykline wie Doxycyclin und Tetracyclin)
- Arzneimittel gegen Magenübersäuerung (insbesondere Antazida mit Aluminium, Kalzium und Magnesium)
- Mineralstoffe (z. B. Zink, Kalzium, Magnesium)

Schlafstörungen

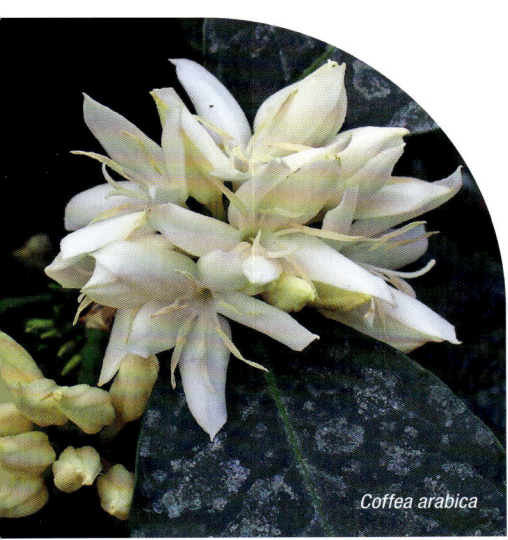

Coffea arabica

Ursachen

- hormonelle Umstellung
- Beeinträchtigung des eigenen Schlafrhythmus durch das Kind
- Nachwirkungen aufregender Tagesereignisse
- Grübeln, Sorgen, Zukunftsängste
- Unzulänglichkeitsgefühle im Hinblick auf die Mutterrolle
- Furcht, das Kind, während des Schlafes nicht zu hören
- Angst vor schlechtem Schlaf oder Schlafmangel erzeugt einen Teufelskreis
- Eisenmangel, dadurch ausgelöstes Restless-Leg-Syndrom
- Schilddrüsendysfunktion

Leichte Schlafstörungen im Wochenbett gelten aufgrund der körperlichen, hormonellen und psychischen Umstellung auf die neue Lebenssituation fast als normal. Zudem wird der kindliche Schlafrhythmus während der gesamten Schwangerschaft vom Rhythmus des mütterlichen Schlafhormons Melatonin geprägt. Erst in den ersten Lebenswochen bildet sich ein davon unabhängiger Schlaf-Wach-Rhythmus des Säuglings aus: Eine Phase, die den mütterlichen Schlaf oft deutlich beeinträchtigt. Eine häufige oder dauerhafte Übermüdung kann jedoch zu einschneidenden körperlichen und seelischen Belastungen führen. Schlafstörungen im Wochenbett sollten deshalb unbedingt gelindert werden.

Symptome

- Erschöpfung bis hin zur Antriebslosigkeit und depressiven Stimmungslage
- Tagesschläfrigkeit
- Unruhe, Nervosität, Reizbarkeit
- Konzentrationsschwäche, Aufmerksamkeits- und Gedächtnisstörungen
- Verdauungsstörungen
- langfristig Schwächung des Immunsystems

Maßnahmen

- Schlafstörung nicht ignorieren.
- Ruhige Lebensweise pflegen, Besuche vorübergehend einschränken.

- Regelmäßig und ausgewogen essen.
- Tagsüber häufiger Ruhepausen einlegen, eventuell zeitweise zu biphasischem Schlafmuster mit Nacht- und Mittagsschlaf übergehen.
- Überreizung vermeiden (durch zu viel Lärm, Social-Media-Aktivitäten, Fernsehen etc.).
- Ab mittags auf anregende Getränke wie Kaffee, Schwarz- und Grüntee, Cola, Energydrinks etc. verzichten.
- Aufwühlende Gespräche, insbesondere vor dem Schlafengehen, vermeiden.
- Nachts nicht auf die Uhr schauen.
- Regulation des kindlichen Schlaf-Wach-Rhythmus über das Licht. Keine helle Beleuchtung in der Nacht, sondern nur gering strahlende Lichtquelle (Stilllicht). Tagsüber das Kind nicht in abgedunkeltem Raum schlafen legen.

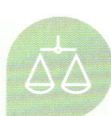

Homöopathische Arzneimittel

Argentum nitricum (Silbernitrat)

Bei Silbernitrat handelt es sich um ein farbloses Salz, das durch die Reaktion von Salpetersäure mit Silber entsteht. In früheren Zeiten auch als „Lapis infernalis" oder „Höllenstein" bekannt, wurden Argentum nitricum dämonische Kräfte nachgesagt. Es kam vor allem bei der Behandlung von Warzen und zur Desinfektion von Wunden zum Einsatz, sollte allerdings auch bei der Abwehr von Werwölfen und Vampiren helfen. In der Medizin verwendet man Silbernitrat bereits seit dem Mittelalter als Mittel zur Wunddesinfektion, zur Blutstillung und als Ätzmittel (z. B. zur Behandlung blutender Näbel). Heute ist die Verwendung stark zurückgegangen, sie wird aber aufgrund zunehmender Antibiotikaresistenzen seit einiger Zeit neu diskutiert. Bekanntestes Anwendungsgebiet in der Hebammenarbeit war bis vor einigen Jahren die Credé-Prophylaxe mit Silbernitrat-Augentropfen.

Argentum nitricum D12

Bei: Erwartungsspannung; nervöser Überreizung, innerer Unruhe, nervösen körperlichen Beschwerden; Durchfällen; Erbrechen; Harndrang; Höhen- und Platzangst.
V: Wärme, Süßigkeiten, nach dem Essen
B: Kälte, kalte Anwendungen
Dosierung: dreimal täglich 5 Globuli

Ambra (Grauer Amber)

Grauer Amber ist ein Sekret aus dem Verdauungstrakt des Pottwals. Es umhüllt Fremdkörper, die in den Darm des Meeresgiganten gelangt sind, sodass sie dort keine Verletzungen verursachen können. Ambra wird als Klumpen (bis zu 80 kg schwer!) ausgeschieden, durch die Meeresströmung an die Küste gespült und dort schon seit Jahrhunderten von den Menschen gesammelt. Der anfänglich abstoßende Geruch frischen Ambras verändert sich durch Salzwasser, Luft und Licht zu einem sehr anregenden Duft, der bis zur Entwicklung des synthetischen Ambraduftes eine wichtige Rolle in der Parfümherstellung spielte.

Doch als homöopathisches Mittel findet noch immer das natürliche Ambra Verwendung. Es dient als „Beruhigungsmittel", das bei Nervosität, Schlafstörungen und Angstzuständen zur Stabilisierung des seelischen Gleichgewichts beitragen kann.

Ambra D6
Bei: Anhaltender Unruhe, nervöser Erschöpfung; Vergesslichkeit; Schlafstörungen; Menschenscheue; psychosomatischen Störungen wie Gefühl des Ausgebranntseins; Versagensängsten.
V: in Gesellschaft
B: Bewegung im Freien
Dosierung: dreimal täglich 5 Globuli. Bei Besserung der Beschwerden kann auf eine Gabe pro Tag reduziert werden.

Coffea (Kaffee)
Ursprünglich kam der schwarze Kaffee aus Äthiopien und gelangte von Arabien aus in die ganze Welt. Kaffeebohnen wirken durch das enthaltene Coffein stark auf das Nervensystem – ein erwünschter Effekt bei der richtigen Dosierung. Es führt zu einer Vasokonstriktion und damit zu einer Mangeldurchblutung des Gehirns. Psychische und motorische Funktionen werden gesteigert.
Die Homöopathie setzt Kaffee vor allem gegen die Symptome ein, die er auslöst, wenn er in zu hohem Maße konsumiert wird: innere Erregung, damit verbundene Schlaflosigkeit, Unruhe, Nervosität und Kopfschmerzen. Die Urtinktur wird aus den reifen, getrockneten Samen, also aus den ungerösteten Kaffeebohnen hergestellt.

Coffea D12
Bei: Großer, nervöser Erregung und Ruhelosigkeit; Schlaflosigkeit – unter anderem als Folge von Gedankenflut; Kopfschmerzen durch geistige Überanstrengung.
V: starke Emotionen, Lärm
B: Liegen, Wärme
Dosierung: dreimal täglich 5 Globuli

Gelsemium sempervirens (Gelber Jasmin)
Gelsemium sempervirens ist eine immergrüne, verholzende Kletterpflanze mit angenehm riechenden Blüten. Sie ist auch als „Giftjasmin" bekannt und besitzt starke toxische Eigenschaften.

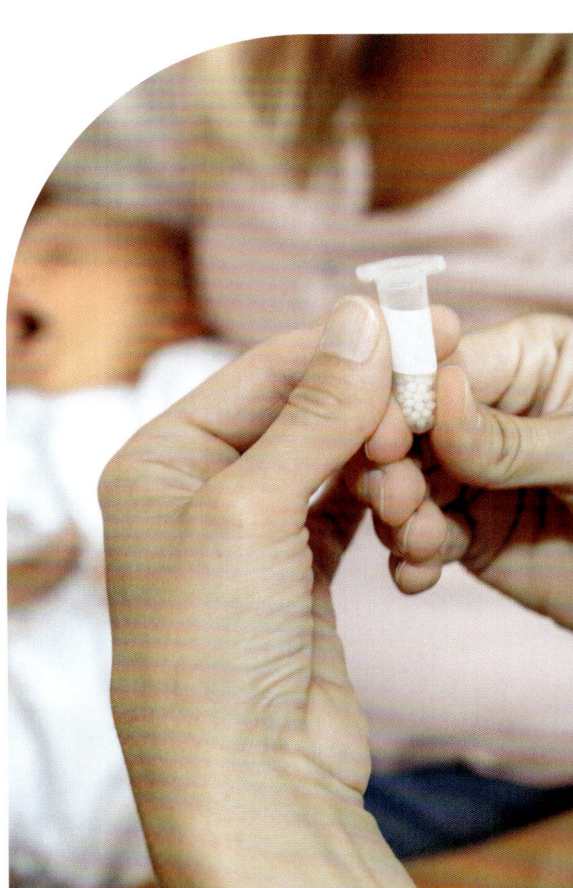

Bei den Inhaltsstoffen der Pflanze handelt es sich um verschiedene Alkaloide (Gelsemin, Gelsedin, Sempervirin und Gelsemicin), die beim Menschen auf das Nervensystem, die Motorik, die Schleimhäute sowie die Augen wirken. Für das homöopathische Mittel wird der frische Wurzelstock der Pflanze verwendet. Aufgrund der Toxizität der Ausgangssubstanz ist Gelsemium bis einschließlich der Potenz D3 rezeptpflichtig.

Gelsemium D6
Bei: Starker Nervosität und Lampenfieber; Angst mit Zittern, Angst zu versagen; Schwäche auf allen Ebenen (geistig, emotional, körperlich); Gefühl wie teilweise gelähmt; Erschöpfungssyndrom.
V: Aufregung, Erwartungsspannung, Denken an die Beschwerden
B: nachmittags, durch Wasserlassen, Schwitzen und frische Luft
Dosierung: dreimal täglich 5 Globuli

Zincum valerianicum (Zinkisovalerianat)
Zink ist ein wichtiges Spurenelement, das an zahlreichen Stoffwechselprozessen im Körper beteiligt und wichtiger Bestandteil vieler Enzyme ist. Insbesondere eine längere Belastung des Nervensystems kann zu einer Beeinträchtigung des Zinkstoffwechsels führen. Zincum valerianicum, der baldriansaure Zink, wird hergestellt, indem man Zinkoxid, etwas Ethanol und Isovaleriansäure, ein Bestandteil des Baldrians (Valeriana officinalis), miteinander verreibt. Es besteht aus kleinen, weiß-glänzenden Kristallen, die den typischen, leichten Baldriangeruch besitzen.

Zincum valerianicum D4
Bei: Übererregung und dadurch hervorgerufene Erschöpfung; ständiger motorischer Unruhe, vor allem in den Beinen; nervöser Schlaflosigkeit; Überempfindlichkeit gegen Sinneseindrücke und das Reden anderer bei gleichzeitig gesteigertem Rededrang.
V: starke Verschlechterung durch Auslassen von Mahlzeiten
B: nicht bekannt
Dosierung: dreimal täglich 5 Globuli

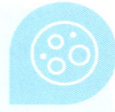

Schüßler-Salze

Hauptmittel
Bei Schlafstörungen hilft Nr. 2 Calcium phosphoricum D6. Morgens 5 Tabletten als „Heiße Zwei" nehmen. Ebenfalls geeignet ist Salz Nr. 5 Kalium phosphoricum D6. Davon 5 Tabletten als „Heiße Fünf" bis 15:00 Uhr trinken. Zusätzlich kann man Nr. 11 Silicea D12 abends mit 10 Tabletten als „Heiße Elf" nehmen.

Weitere Mittel je nach Beschwerdebild
- Bei Ein- und Durchschlafstörungen: Je 4 Tabletten Nr. 7 Magnesium phosphoricum D6, Nr. 11 Silicea D12 und Nr. 21 Zincum chloratum D6 als heiße Trinklösung zubereiten. Nr. 7 und Nr. 11 können gemischt werden. Nr. 21 sollte für sich alleine in einem Glas aufgelöst werden. 1 Stunde vor

dem Schlafengehen, wechselweise aus den beiden Gläsern, schlückchenweise kauend trinken.

- Bei Schlafstörungen durch Rhythmusverlust:
Nr. 2 Calcium phosphoricum D6: morgens als „Heiße Zwei" mit 10 Tabletten. Nr. 5 Kalium phosphoricum D6: mittags als „Heiße Fünf" mit 5 Tabletten Nr. 8. Natrium chloratum D6: vormittags und nachmittags bis 16:00 Uhr je zweimal 2 Tabletten lutschen. Nr. 7 Magnesium phosphoricum D6: abends als „Heiße Sieben" mit 10 Tabletten.

- Bei Schlafstörungen nach dem Essen:
Nr. 3 Ferrum phosphoricum in D3 statt D12: Die Potenz D3 hat eine anregende Wirkung und hilft so gegen die Müdigkeit nach dem Essen. Als „Heiße Drei" mit 5 Tabletten. Nr. 8 Natrium chloratum D6: nach dem Mittagessen als „Heiße Acht" mit 5 Tabletten trinken.

- Bei Erwachen nach Mitternacht:
Nr. 2 Calcium phosphoricum D6: morgens und vor dem Schlafengehen als „Heiße Zwei" mit 5 Tabletten.

- Bei erhöhtem Schlafbedürfnis trotz ausreichenden Schlafs:
Nr. 6 Kalium sulfuricum D6: abends und vor dem zu Bett gehen als „Heiße Sechs" mit 5 Tabletten.
Nr. 5 Kalium phosphoricum D6: morgens und mittags als „Heiße Fünf" mit 5 Tabletten bis 15:00 Uhr.

- Bei Schlaflosigkeit durch Geräuschempfindlichkeit:
Nr. 5 Kalium phosphoricum D6: Morgens und mittags als „Heiße Fünf" mit 5 Tabletten bis 15:00 Uhr trinken –

Nr. 5 wird in der Regel nur bis 15:00 Uhr angewendet, weil es unter Umständen eine muntermachende Wirkung haben kann und die Nachtruhe stört.
Nr. 11 Silicea D12: Abends als „Heiße Elf" mit 10 Tabletten trinken. Salbe Nr. 11: Abends im Bereich von Schläfen, Stirn und Nacken einmassieren.

- Bei Tagesschläfrigkeit:
Nr. 5 Kalium phosphoricum D6: morgens und mittags als „Heiße Fünf" mit 5 Tabletten bis 15:00 Uhr.
Nr. 3 Ferrum phosphoricum D12: vor- und nachmittags als „Heiße Drei" mit 5 Tabletten.
Nr. 2 Calcium phosphoricum D6: morgens als „Heiße Zwei" mit 5 Tabletten.

Schlummertrunk aus Schüßler-Salzen ...

... ist bei Schlafstörungen empfehlenswert: Je 5 Tabletten Nr. 7 Magnesium phosphoricum D6 und Nr. 11 Silicea D12 gemeinsam heiß auflösen und 1 Stunde vor dem Schlafengehen trinken. Die gleiche Lösung ans Bett stellen und beim Aufwachen kauend trinken. Dies erleichtert das Wiedereinschlafen. Beim Aufwachen besser für kurze Zeit das Bett verlassen und sich mit etwas anderem beschäftigen. Dann das Bett erneut aufsuchen, in der Zwischenzeit den Schlummertrunk noch einmal anwenden. Das Bett sollte warm sein, die Umgebungstemperatur dem Schlaf angepasst.

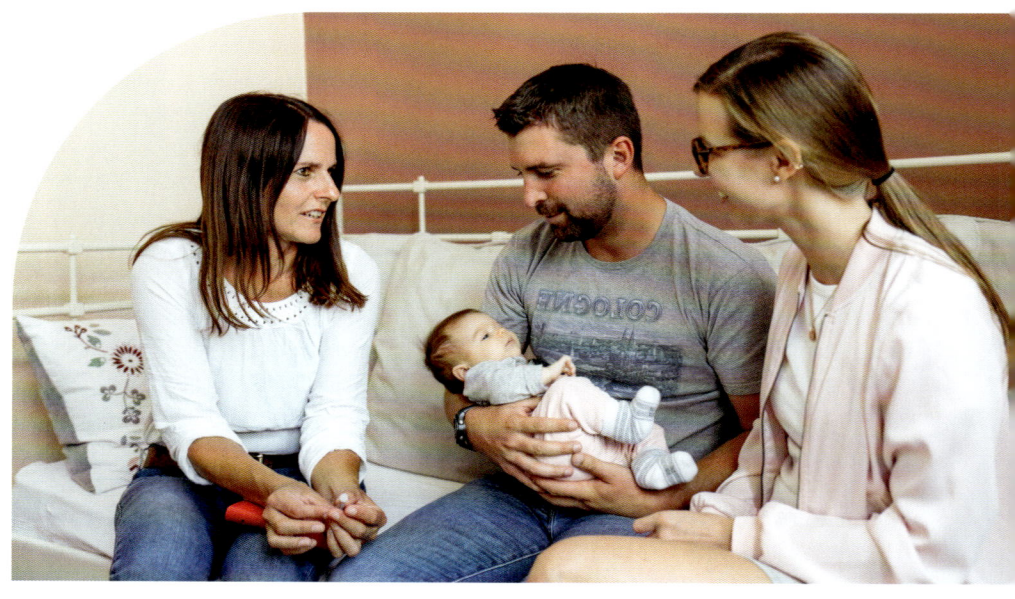

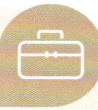

Beratungs- & Behandlungstipps

- Muskelentspannung nach Jacobson
- Mentaltraining wie Achtsamkeitsübungen, Meditation, Yoga Nidra, Atemübungen
- warmes Vollbad mit einem Zusatz von Muskatellersalbei- oder Lavendelöl
- ansteigende Fußbäder bei einer Wassertemperatur von etwa 28 bis 37 °C, Zugabe von 3–5 Tropfen Lavendel- oder Melissenöl

- die berühmte Tasse heiße Milch mit Honig vor dem Schlafengehen
- Mischung aus Passiflora-Urtinktur (Passionsblume) und Avena-Sativa-Urtinktur (Hafer) (z. B. DHU) zu gleichen Teilen dreimal täglich 5 Tropfen und vor dem Schlafengehen 15 Tropfen
- Keine zu späten Mahlzeiten einnehmen, aber auch nicht hungrig zu Bett gehen.
- Leicht verdauliche Mahlzeiten einnehmen.
- Auf warme Füße achten.

Postnatales Stimmungstief und Baby Blues

Das kurzzeitige, hormonell bedingte Stimmungstief zwischen dem 3. und 10. Wochenbetttag ist eine normale Folge der mütterlichen Anpassungsleistung nach der Geburt. Der Baby Blues betrifft ca. 50 bis 80 Prozent aller Wöchnerinnen. Aufgrund der üblicherweise frühen Entlassung aus der Klinik zwischen dem 2. bis 4. Wochenbetttag fällt das Stimmungstief heute häufig mit dem 1. Tag zu Hause zusammen. Unsicherheiten im Umgang mit dem Kind und der ebenfalls zu diesem Zeitpunkt einsetzende Milcheinschuss können die Wöchnerin dann zusätzlich belasten. Untersuchungen zufolge haben Frauen nach einer Sectio eine etwas höhere Prävalenz.

Ursachen

- rasch fallender Progesteronspiegel
- Dopaminabbau durch das Enzym Monoaminoxidase-A

Symptome

- erhöhte Emotionalität
- rasche Stimmungswechsel
- Niedergeschlagenheit, Weinerlichkeit
- Erschöpfung, Müdigkeit
- Appetitlosigkeit und leichte Schlaflosigkeit
- Ängstlichkeit
- Nervosität, Gefühle von Verwirrtheit
- Konzentrationsprobleme

Maßnahmen

- aufklärendes Gespräch mit der Mutter bzw. dem Paar und ggf. der weiteren Familie über vorübergehenden physiologischen Zustand, Symptome, Häufigkeit und Ursachen
- In der Betreuung Balance zwischen Sicherheit, Intervention, Bindungsförderung, Verständnis und Achtung der Individualität schaffen.
- Aufklärung über Notwendigkeit von ausreichend Schlaf und Freizeit
- Erkennen und Statuseinschätzen mittels Screening nach der „Edinburgh Postnatal Depression Scale" von Cox
- Erfassen ernster Beziehungsstörungen und einer möglichen Gefährdung des Kindes mit dem „Postpartum Bonding Questionnaire" von Brockington et al. (Weitere Informationen und kostenloser Download der Fragebögen siehe Website der Marcé Gesellschaft für peripartale psychische Erkrankungen e. V.: www.marce-gesellschaft.de)
- bei Sistieren der seelischen Verstimmungen länger als 14 Tage Weiterleitung der Wöchnerin an Psychotherapeutin zum Ausschluss einer postpartalen Depression

Väterlicher Baby Blues

Auch Väter haben ein hohes Risiko für den Baby Blues, denn sie müssen sich ebenfalls mit ihrer neuen Rolle im Familienleben arrangieren. Leidet die Partnerin im Wochenbett unter Baby Blues oder gar einer Wochenbettdepression, sorgt das beim frischgebackenen Vater für weiteren Stress und steigert das Risiko, selbst an einer Depression zu erkranken.

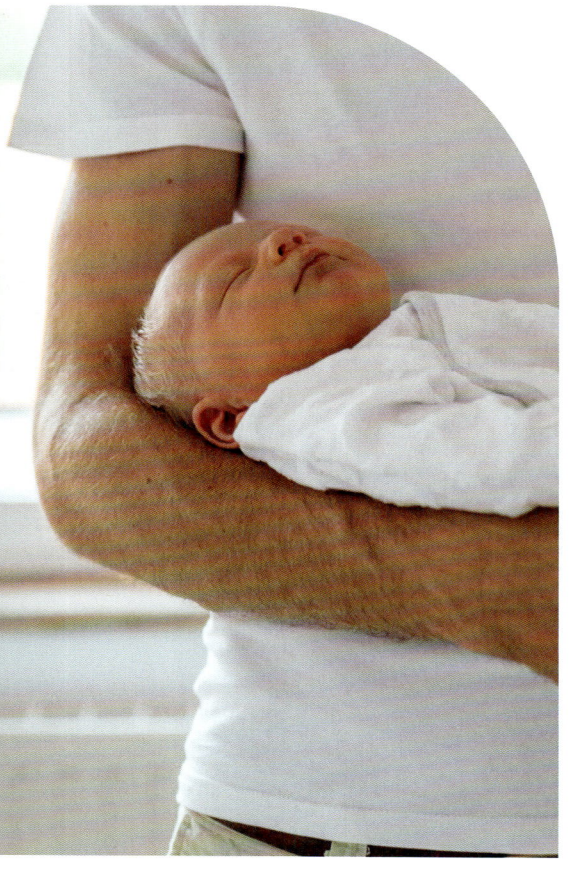

Homöopathische Arzneimittel

Acidum phosphoricum
(Verdünnte Phosphorsäure)
Acidum phosphoricum ist ein homöopathisches Arzneimittel mit potenzierter Phosphorsäure als Wirkstoff. Im menschlichen Organismus sind Phosphorverbindungen ein wichtiger Energieträger. Das Leitbild dieses Einzelmittels ist dementsprechend gerade durch fehlende Energie, große Schwäche und eine ausgesprochene Entkräftung charakterisiert. Acidum phosphoricum ist besonders bei Beschwerden als Folgen von Kummer oder seelischem Schock angezeigt. Auch beim Verlust von Körperflüssigkeiten, wie zum Beispiel nach der Geburt und während der Stillzeit, hilft es, die Erschöpfung zu überwinden.

Acidum phosphoricum D12
Bei: Geistiger und körperlicher Schwäche und Erschöpfung; Überforderung; Gedächtnisschwäche, Konzentrationsstörungen; Apathie, Teilnahmslosigkeit und anhaltender Müdigkeit.
V: geistige und körperliche Anstrengung
B: Warmhalten, kurzer Schlaf tagsüber
Dosierung: zweimal täglich 5 Globuli

China (Roter Chinarindenbaum)
China (siehe auch S. 71) wird aus der getrockneten Zweigrinde des Chinarindenbaumes hergestellt. Die Arznei heißt auch „Cinchona succirubra" und ist als das Mittel

bekannt, mit dem Samuel Hahnemann seinen berühmten Chinarinden-Selbstversuch durchführte. China gilt als das herausragende Mittel gegen körperliche Schwächezustände nach größeren Flüssigkeitsverlusten, wie zum Beispiel nach Durchfällen, Blutverlusten, beim Stillen oder durch starkes Schwitzen. China wirkt zudem gegen nervöse Überreizungen, die aus einer bestehenden Schwäche resultieren.

China D6

Bei: Großer Schwäche und Erschöpfung nach Blutverlust; wechselnder Gefühlslage zwischen Apathie, Gleichgültigkeit, depressiver Verstimmung nervöser Reizbarkeit.
V: nachts
B: Wärme
Dosierung: dreimal täglich 5 Globuli

Cimicifuga (Traubensilberkerze)

Cimicifuga racemosa, auch „Wanzenkraut", „Schlangenkraut" oder „Traubensilberkerze" genannt, gehört zur Familie der Hahnenfußgewächse. Die auffällige Staude mit den weißen, traubenständigen Blüten wird bis zu 2 Meter hoch. Schon in der indianischen Tradition spielte die Pflanze eine wichtige Rolle bei allen Frauenleiden. Noch heute wird sie vorrangig bei Frauenbeschwerden eingesetzt, die im Zusammenhang mit hormonellen Schwankungen auftreten.
Für die homöopathische Arzneimittelherstellung findet der frische Wurzelstock mit den anhängenden Wurzeln Verwendung. Diese enthalten vor allem Triterpenglykoside.

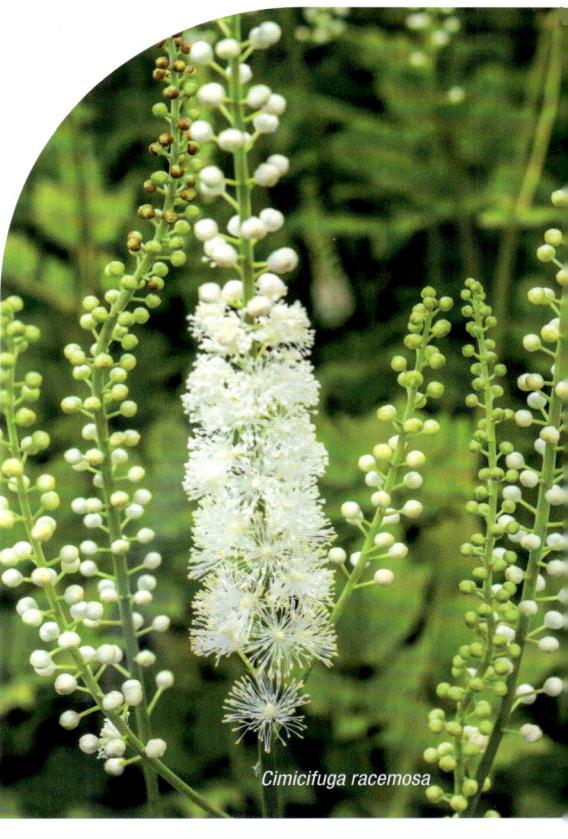

Cimicifuga racemosa

Cimicifuga D12

Bei: Verzweiflung; Angstzuständen; depressiver Verstimmung; Schlaflosigkeit; starker Erregung des Nervensystems mit Ruhelosigkeit und Bewegungsdrang; großer körperlicher Schwäche und allgemeinem Zerschlagenheitsgefühl; Wechsel zwischen körperlichen und seelischen Beschwerden.
V: Kälte, Aufregung
B: lokale Wärme
Dosierung: zweimal täglich 5 Globuli

Pulsatilla pratensis (Wiesen-Kuhschelle oder -Küchenschelle)

Pulsatilla (siehe auch S. 44) leitet sich vom lateinischen Wort „pulsare" (schlagen, läuten) ab. Dies weist auf die nickenden Blüten hin, die sich – ähnlich einer Glocke am Hals einer Kuh – im Wind hin- und herbewegen.

Das Arzneimittel wird aus der frischen ganzen Pflanze hergestellt, die Ernte erfolgt zur Zeit der Blüte. Pulsatilla enthält Protoanemonin, einen wichtigen Hautreizstoff. Dieses früher auch „Pulsatillakampfer" genannte Gift ruft bei Kontakt starke Haut- und Schleimhautreaktionen hervor, die sogar zu Entzündungen und

Verätzungen führen können. Der Verzehr der Frischpflanze verursacht Störungen des Zentralnervensystems sowie Verdauungsunregelmäßigkeiten und Nierenbeschwerden. Aufgrund dieser toxischen Wirkung sind Potenzen bis einschließlich D3 verschreibungspflichtig.

Pulsatilla D12

Bei: Depressiver Verstimmung, Weinerlichkeit, stark wechselhaften Gefühlen; Bedürfnis nach Zuwendung und Trost; guter Beziehung zum Kind; großer Veränderlichkeit der körperlichen und seelischen Symptomatik.
V: abends
B: Trost, Bewegung im Freien, frische Luft
Dosierung: zweimal täglich 5 Globuli

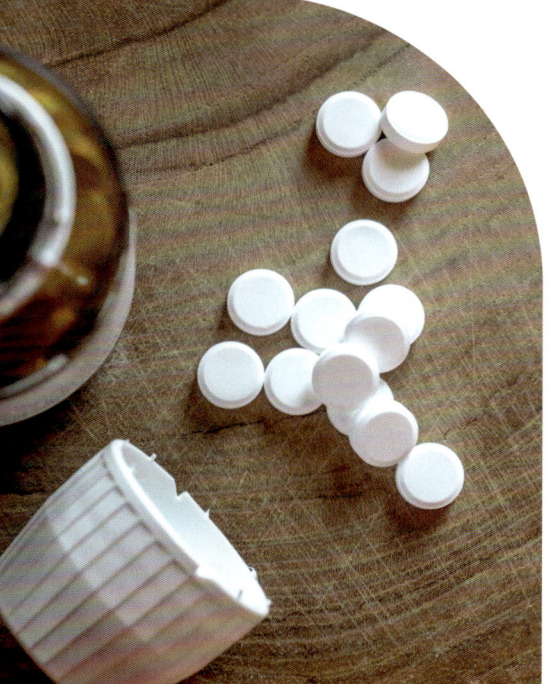

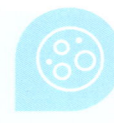

Schüßler-Salze

Hauptmittel

Als Hauptmittel bei allen Depressionen sollte angewendet werden: Nr. 5 Kalium phosphoricum D6: mehrmals täglich bis 15:00 Uhr als „Heiße Fünf" mit 5 Tabletten.

Weitere Mittel je nach Beschwerdebild

- Bei „normaler" Wochenbett-Depression: Nr. 4 Kalium chloratum D6: Mehrmals täglich 2 Tabletten lutschen. Dies hilft bei erhöhter emotionaler Belastung. Nr. 5 Kalium phosphoricum D6:

mittags vor 15:00 Uhr als „Heiße Fünf" mit 5 Tabletten. Nr. 7 Magnesium phosphoricum D6: im Laufe des Tages sowie vor dem Schlafengehen jeweils als „Heiße Sieben" mit 10 Tabletten

- Zum Abbau von unterschwelliger Spannung und zur Stärkung des vegetativen Nervensystems:
  Nr. 8 Natrium chloratum D6:
  Bis zu fünfmal täglich bis 16:00 Uhr 2 Tabletten lutschen.
- Bei schweren Depressionen, in Schüben auftretend (neben ärztlicher Begleitung):
  Nr. 16 Lithium chloratum D6: Drei- bis fünfmal täglich 2 Tabletten lutschen.
- Bei Depressionen verbunden mit Ängstlichkeit:
  Nr. 6 Kalium sulfuricum D6: dreimal täglich als „Heiße Sechs" mit 5 Tabletten. Außerdem: Leberwickel mit Salbe Nr. 6
- Bei Depressionen verbunden mit Kummer, Hoffnungslosigkeit und häufigem Weinen:
  Nr. 8 Natrium chloratum D6: Bis zu viermal täglich als „Heiße Acht" mit 5 Tabletten trinken, bei Bedarf auch nach 16:00 Uhr.
  Außerdem: Leberwickel mit Salbe Nr. 10
- Bei Depressionen mit wechselnder Erregung:
  Nr. 21 Zincum chloratum D6: Über den Tag verteilt fünfmal 2 Tabletten lutschen.
  Außerdem: Leberwickel mit Salbe Nr. 10
- Bei Depressionen mit aggressivem Verhalten, Unruhe und Anspannung:
  Nr. 7 Magnesium phosphoricum D6: bis zu fünfmal täglich als „Heiße Sieben" mit 5 Tabletten.

Beratungs- & Behandlungstipps

- Einnahme von Johanniskrautdragees (z. B. dreimal täglich Jarsin® 300 mg)
- Teemischung aus Melisse, Passionsblume, Lavendel zu gleichen Teilen zubereiten, 1 TL der Mischung mit 250 ml kochendem Wasser aufbrühen, 5 Minuten ziehen lassen und schluckweise trinken.
- Lavendel-Hopfenkissen: Ein kleines Kissen mit 100 g Lavendel und 50 g Hopfenblüten füllen und neben das Kopfkissen legen. Vor dem Schlafengehen ein wenig andrücken, damit der Duft der Kräuter entweichen kann.
- Stimmungsaufhellende ätherische Öle im Raum mit Duftlampe „verduften": z. B. Rosenholz, Neroli, Zitrone, Rose, Grapefruit
- Blauwarte Bio Mastitabs (Dr. Pandalis)
- Aktivierter Bockshornklee Kapseln (Dr. Pandalis)
- Aurum Lavandula Creme (Weleda) als Fünf-Sterne-Einreibung: Stirn, rechte Fußpulsregion, linkes Handgelenk, rechtes Handgelenk, linke Fußpulsregion, Stirn

85

Traumatische Geburts- und Schockerlebnisse

Traumatische Geburts- und Schockerlebnisse können entstehen, wenn die Gebärende eine Extremsituation erfährt, auf die sie nicht angemessen vorbereitet war und die ihre Copingmechanismen überfordert. Die betroffene Frau erlebt starke Gefühle von Angst – bis hin zur Todesangst –, Hilflosigkeit, Ohnmacht, Kontrollverlust und Ausgeliefertsein. Im Normalfall versetzen Thalamus und limbisches System den Organismus dann mithilfe einer Stressreaktion in den Angriff- oder Fluchtmodus. In einer Geburtssituation ist dies beides nicht möglich. Um sich zu schützen, schafft das Gehirn durch die Veränderung der Wahrnehmung und der Informationsverarbeitung eine innerliche Distanz zum traumatischen Geschehen und zur eigenen emotionalen Reaktion. Es kommt zur Entfremdung vom aktuellen Ereignis (peritraumatische Dissoziation). Zwar bildet sich die zunächst hilfreiche und schützende Reaktion des Körpers in den meisten Fällen wieder zurück, doch kann die während der peritraumatischen Dissoziation gestörte Informationsverarbeitung zu Problemen in der anschließenden seelischen Verarbeitung des Erlebten führen. Eine posttraumatische Belastungsstörung oder gar eine anhaltende dissoziative Störung können die Folge sein.

Ursachen

- unvorhergesehene Komplikationen im Geburtsverlauf
- Frühgeburt, ungewollte Alleingeburt
- nicht nachvollziehbare Entscheidungen im Geburtsverlauf, mangelnde Aufklärung
- zu lange Geburtsdauer
- mangelndes Schmerzmanagement
- vorzeitige Wehen (Ängste)
- mangelnde Selbstbestimmung
- operativ-vaginale Geburt
- primäre oder sekundäre Sectio
- unzureichende Narkose
- Grenz- und Integritätsverletzungen rund um die Geburt

Symptome

- Ängste, Schreckhaftigkeit
- Schlafstörungen, Albträume
- Verwirrtheit, Konzentrationsschwierigkeiten
- Abspaltung von Gefühlen oder Gefühlschaos
- beeinträchtigte Eigen- und Umweltwahrnehmung
- Entfremdung vom Kind und nahen Bezugspersonen
- soziale Isolation, Einsamkeit
- Schmerzen
- rasche Reizüberflutung, innere Unruhe

- Schweißausbrüche
- Stillschwierigkeiten
- Flashbacks
- Vermeidungsverhalten (z. B. kein Kontakt zu Schwangeren und Müttern, Stillgruppe, Rückbildungsgymnastik etc.)

Maßnahmen

- gemeinsame Reflexion der Geburtserfahrung, auch wiederkehrend
- achtsame und diskrete Gesprächsatmosphäre, ausreichend Zeit
- Offene Fragen stellen.
- Neutralität, Antworten nicht bewerten.
- Mitgefühl statt Mitleid zeigen.
- Ressourcen und Stärken aufzeigen, Kompetenzen stärken.
- Eigene Haltungen und Einstellungen regelmäßig überprüfen.
- Weiterleitung in psychotherapeutische Begleitung

Homöopathische Arzneimittel

Aconitum napellus (Blauer Eisenhut)

Der blaue Eisen- oder Sturmhut gehört zur Familie der Hahnenfußgewächse und ist eine der giftigsten Pflanzen Mitteleuropas. Bereits geringe Mengen können zum Tode führen. Schon in der Antike behandelte der griechische Gelehrte und Arzt Dioskurides Skorpionstiche mit Aconitum napellus als Gegengift. Ihren Namen hat die Pflanze von den wie ein Helm geformten blauen Blütenblättern. Zur Arzneimittelherstellung wird die frische, zur Zeit der Blüte gesammelte Pflanze mit Wurzelknolle verwendet. In der Homöopathie wird Aconitum napellus insbesondere bei Krankheitssymptomen, die durch großen Schreck oder Schock ausgelöst wurden, eingesetzt. Auch bei fiebrigen Erkältungskrankheiten leistet Aconitum hervorragende Akuthilfe.

Aconitum D12

Bei: akuten Beschwerden als Folge eines Schreck- oder Schockerlebnisses; plötzlichen Symptomen mit großer Intensität; Panikzuständen, Todesangst, fixen Ideen; Vorstellung sterben zu müssen begleitet von Herzklopfen, Kurzatmigkeit, Ruhelosigkeit, Aufschrecken; intensiven Schmerzen.
V: abends und nachts
B: im Freien
Dosierung: zwei- bis dreimal täglich 5 Globuli

Arnica montana (Bergwohlverleih)

Die sonnig gelbblühende Arnica montana (siehe S. 51) kommt sowohl bei physischen und psychischen Traumata sowie nach körperlicher Überanstrengung zum Einsatz und ist ein wichtiges Mittel in der Geburtshilfe. Für die Wahl des Mittels bei psychischen Schocks ist es entscheidend, dass die betroffene Frau jegliche Hilfe ablehnt und nicht angefasst werden will.

Arnica D12

Bei: Beschwerden durch Schock; Verletzung; Panikgefühl – in schweren Fällen Zustand wie betäubt; gleichzeitiger fixer

87

Vorstellung der Frau, dass es ihr gut gehe und keine Behandlung erforderlich sei; Reizbarkeit mit Abneigung gegen Gesellschaft.

V: Berührung, Bewegung, Erschütterung
B: im Liegen
Dosierung: dreimal täglich 5 Globuli

Opium (nach DAB eingestelltes Opium aus Papaver somniferum)

Die kugelförmigen Kapselfrüchte des Schlafmohns (Papaver somniferum, siehe S. 66) enthalten Hunderte schwarzer, körniger Samen, die heute vor allem in Süßspeisen oder Gebäck Verwendung finden. Um aus Schlafmohnpflanzen Opium zu gewinnen, werden die noch unreifen Samenkapseln in regelmäßigen Abständen eingeritzt. Der austretende Milchsaft trocknet zu braunschwarzem Rohopium, das schon in der Antike als Beruhigungs-, Schmerz- und Schlafmittel genutzt wurde. Homöopathisch potenziertes Opium wirkt vor allem, wenn akut oder chronisch Traumatisierte in Starre und Apathie verfallen.

Opium D12
Bei: Beschwerden nach Schock, Schreck; Erstarrung durch seelisches Erlebnis; hoher oder fehlender Schmerzempfindlichkeit; Krämpfen, Zittern; Schlaflosigkeit; schrecklichen Fantasievorstellungen; Wechsel zwischen Stupor und Ruhelosigkeit; Verschlimmerung oder erneutem Schreck bei jeder Erinnerung an das furchtbare Ereignis.
V: während und nach dem Schlaf
B: nicht bekannt
Dosierung: dreimal täglich 5 Globuli

Erigeron canadensis
(Kanadisches Berufkraut)

Das Kanadische Berufkraut, auch „Katzenschweif" und „Weiße Dürrwurz" genannt, ist eine Pflanze aus der Familie der Korbblütler (Asteraceae). Berufkräuter heißen Pflanzen, die in früheren Zeiten dem Schutz vor bösen Geistern dienten. Die robuste und anspruchslose Pionierpflanze war ursprünglich in Nordamerika beheimatet, ist inzwischen jedoch auf der ganzen Welt anzutreffen. Zu den Inhaltsstoffen von Erigeron canadensis zählen ätherische Öle, Gerbstoffe, und Gerbsäure. Weitere Bestandteile sind Beta-Sitosterol, Flavone, Linalol, Citronellal, Kaffeesäure und Cholin. In Europa ist das Kanadische Berufkraut als Heilpflanze weitgehend unbekannt, da es keine traditionelle Anwendung aus der Antike gibt. Für die Bereitung des homöopathischen Arzneimittels wird die frische blühende Pflanze ohne Wurzel verwendet.

Erigeron canadensis D6
Bei: Folgen eines Traumas, z. B. nach langer, schwerer Geburt; Frauen, die unter großer Erschöpfung leiden – alles ist erschlafft; flacher, monotoner Stimme; traurigen oder starren Augen; fehlendem Kontakt zur Umwelt; Gefühl nach der Geburt eines Risses von der Scheide bis zum Anus – Frau fühlt sich, „als ob sie auseinandergerissen wäre", kann sich kaum mehr über ihr Kind freuen.
V: Bewegung, Anstrengung
B: nicht bekannt
Dosierung: dreimal täglich 5 Globuli

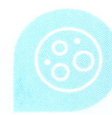

Schüßler-Salze

Schüßler-Salze können nicht nur das körperliche, sondern auch das seelische Wohlbefinden steigern. Die folgende Auswahl der Salze dient zur Stabilisierung auf psychischer Ebene.

- Zum Aufbau nach schweren Geburten:
  Nr. 5 Kalium phosphoricum D6: Morgens als „Heiße Fünf" mit 5 Tabletten trinken.
  Nr. 7 Magnesium phosphoricum D6: Tagsüber und zur Nacht jeweils als „Heiße Sieben", zubereitet aus 10 Tabletten, zu sich nehmen. Nr. 11 Silicea D12: Abends für eine „Heiße Elf" 10 Tabletten auflösen und trinken.
- Für Energie, für einen guten Rhythmus Nr. 2 Calcium phosphoricum D6: Morgens als „Heiße Zwei" mit 5 Tabletten trinken.
  Nr. 5 Kalium phosphoricum D6: Mittags für eine „Heiße Fünf" 5 Tabletten auflösen und bis 15:00 Uhr zu sich nehmen.
  Nr. 8 Natrium chloratum D6: Bis 16:00 Uhr dreimal 2 Tabletten lutschen.
  Nr. 7 Magnesium phosphoricum D6 und Nr. 11 Silicea D12: Gemeinsam für eine heiße Trinklösung zur Nacht jeweils 5 Tabletten auflösen.
  Außerdem: Salbe Nr. 5 morgens im Herz-Solarplexus-Bereich einklopfen. Salbe Nr. 7 abends auf dem Bauchbereich einmassieren.

- Als Stressbewältigungskur:
  Nr. 5 Kalium phosphoricum D6: Morgens für eine „Heiße Fünf" 5 Tabletten auflösen.
  Nr. 9 Natrium phosphoricum D6: Vormittags zweimal 2 Tabletten lutschen.
  Nr. 11 Silicea D12: Abends für eine „Heiße Elf" 10 Tabletten auflösen.
  Nr. 7 Magnesium phosphoricum D6: Zur Nacht eine „Heiße Sieben" aus 10 Tablette trinken.
  Außerdem: Salbe Nr. 5 morgens im Herz-Solarplexus-Bereich einklopfen. Salbe Nr. 7 abends auf dem Bauchbereich einmassieren.

Beratungs- & Behandlungstipps

- Atem- und Entspannungsübungen
- Körperarbeit, z. B. Somatic Experience® nach Peter Levine
- Traumabad nach Brigitte Meissner
- Emotionen lösen mit ätherischen Ölen, z. B. mit Rosen-, Neroli-, Lavendel- oder Zitronenöl, mit Arabischem Weihrauch oder Sandelholz.
- Wärmeanwendungen
- Berührung und Massagen
- Leberwickel mit Schüßler-Salbe Nr. 6 oder Salbe Nr. 10
- Blauwarte Bio Mastitabs (Dr. Pandalis)

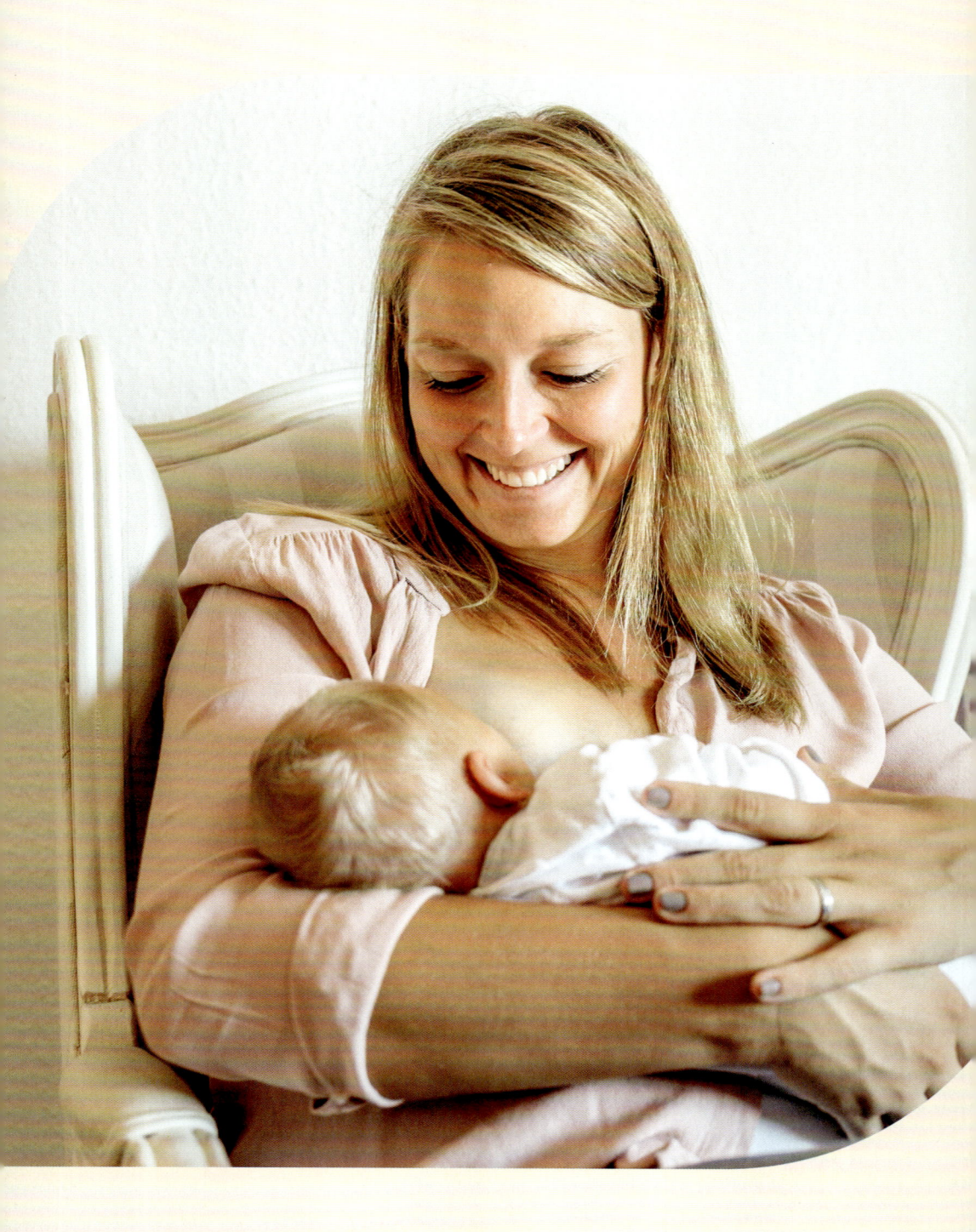

3.
Die Stillzeit

Stillförderung ist eine primäre Präventionsmaßnahme
für die Gesundheit von Mutter und Kind. Mit der Unterstützung
des Stillens und der Beratung zu Ernährungsfragen nehmen
Hebammen deshalb eine wichtige Schlüsselfunktion
im Gesundheitswesen ein.

Initiale Brustdrüsenschwellung, schmerzhafter Milcheinschuss

Bei den meisten Frauen mit Stillwunsch tritt die initiale Brustdrüsenschwellung zwischen dem 3. und 5. Tag nach der Geburt auf, nach Sectio meist erst 24 bis 48 Stunden später. In seltenen Fällen zeigen sich Symptome, die durch eine verstärkte Durchblutung und Schwellung der Venen und Lymphgefäße der Brust verursacht werden, auch erst am 9. oder 10. Tag postpartum. Die Schwellung wird oftmals zusätzlich durch Ödeme verstärkt, die durch während der Geburt verabreichte, große Mengen an Infusionslösung entstehen können.

Ursachen

- verstärkte Durchblutung
- Lymphödembildung im Zwischendrüsengewebe
- unzureichende Entleerung der Alveolen, z. B. durch zu seltenes Anlegen des Kindes
- Blockierung des Milchflusses durch verringerten Milchspendereflex
- Stress, Ängste

Symptome

- generalisierte Schwellung
- diffuse Ödeme
- glänzende Hautoberfläche
- Rötung

- Wärmegefühl
- Berührungsempfindlichkeit bis hin zu Schmerzen
- leichte Temperaturerhöhung (über 38,4 °C)
- gestörter Milchfluss, meist beidseits
- Flachwerden der Brustwarze

Maßnahmen

- häufige direkter Hautkontakt
- häufiges, uneingeschränktes Stillen
- Kurz vor dem Anlegen die Brust für 3 bis 5 Minuten mit warmer Kompresse erwärmen (z. B. Therapearl® Thermo-perlen von Lansinoh, auch als Kühl-kompresse zu verwenden). Dies fördert den Milchspendereflex. Nach dem Stillen kühlende Kompresse, gekühltes Gelpad oder einen Beutel Tiefkühlerbsen, in ein Tuch gewickelt, auflegen.
- Bei starker Schwellung der Areola, wenn das Baby die Mamille nicht fassen kann, Reverse Pressure Softening Technik (RPS) unmittelbar vor dem Anlegen anwenden.
- Bei Bedarf nach dem Stillen Milch von Hand ausstreichen oder Druck mittels Milchpumpe mit geringem Vakuum entlasten. (Nicht zusätzlich pumpen!)
- Bei Bedarf stillverträgliche Schmerz-mittel einnehmen (Ibuprofen, Para-cetamol).

Homöopathische Arzneimittel

Bryonia dioica (Rotbeerige Zaunrübe)
Die Zaunrübe ist eine Kletterpflanze aus
der Familie der Kürbisse (Cucurbitaceae),
die in ganz Europa beheimatet ist. Ihre oft
menschenähnliche rübenförmige Wurzel
wurde im Altertum häufig als „Alraune"
angesehen (es handelte sich allerdings um
die „Falsche Alraune" – die echte Alraune
ist die Mandragora officinarum) und galt
als starkes Heilmittel für viele Erkrankungen. Die Wurzel enthält spezielle Bitterstoffe, die sogenannten Cucurbitacine,
sowie Triterpensäuren, Lektine und Ribo-
somen inaktivierende Proteine.
Das homöopathische Einzelmittel wird aus
der frischen Wurzel kurz vor der Blüte der
Pflanze hergestellt. Es wirkt hauptsächlich
auf die Schleimhäute und die serösen
Häute der Organe, vor allem bei Entzündungen und Ergussbildung. Es hat sich
besonders bei der Behandlung akuter
Erkrankungen bewährt.

Bryonia D12
Bei: prallen, stechend schmerzenden
Brüsten, Brust ist „hart wie Stein"; ausrei-
chend gebildeter Milch, die jedoch nicht
fließt, oft als Folge von Ärger; trockenen
Schleimhäuten.
V: Bewegung, Berührung, Wärme
B: Druck, Ruhe, Liegen auf der schmerz-
haften Seite
Dosierung: dreimal täglich 5 Globuli

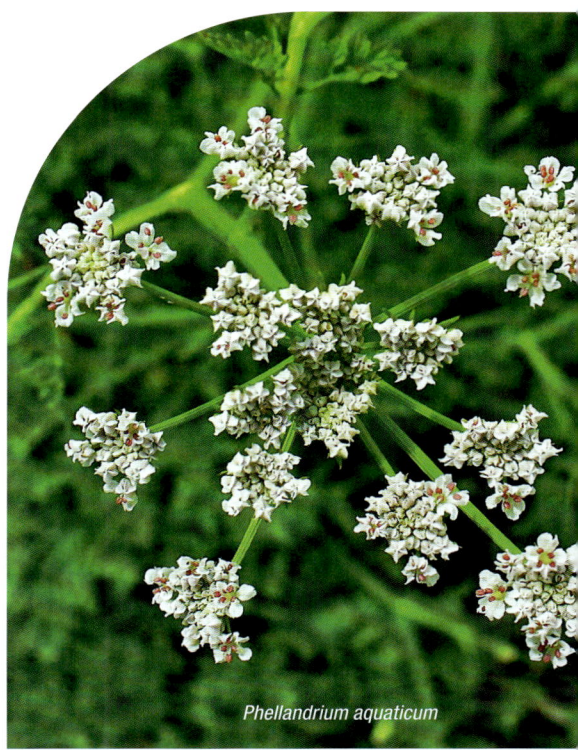
Phellandrium aquaticum

Phellandrium aquaticum (Wasserfenchel)
Der Wasserfenchel (Oenanthe aquatica)
gehört zur Familie der Doldenblütler
(Apiaceae) und wird auch Rebendolde und
Wasserkümmel genannt. Wasserfenchel
ist in ganz Europa verbreitet und wächst in
stehenden und fließenden Gewässern, im
Schilf, in Gräben und Tümpeln. Das
Kraut enthält Substanzen, die die Aktivität
des Neurotransmitters Gamma-Amino-
buttersäure (GABA) im Hirn blockieren,
weswegen es insbesondere für Weide-
tiere giftig ist. Darüber hinaus enthält die
Pflanze Harze, Gummi, Wachs, fettes Öl,

93

ätherische Öle, Lignane und Resinole.
Die Heilwirkungen der Pflanze bestehen
hauptsächlich in ihren entzündungshemmenden und schleimlösenden Eigenschaften. Das homöopathische Einzelmittel wird
aus den reifen, getrockneten Früchten des
Wasserfenchels zubereitet.

Phellandrium D12

Bei: stechenden Schmerzen beim Stillen
und bei Berührung der Brust, vor allem
rechts – Schmerzen ziehen von den Mamillen durch den Thorax bis zu den Schulterblättern; Reizung der Milchgänge außer-
halb des Stillens, in den ganzen Körper
ausstrahlend; wiederkehrendem Milchstau.
Mittel wirkt gut bei sehr empfindlichen und
schlanken Stillenden.
V: Bewegung und frische Luft
B: Ruhe
Dosierung: dreimal täglich 5 Globuli

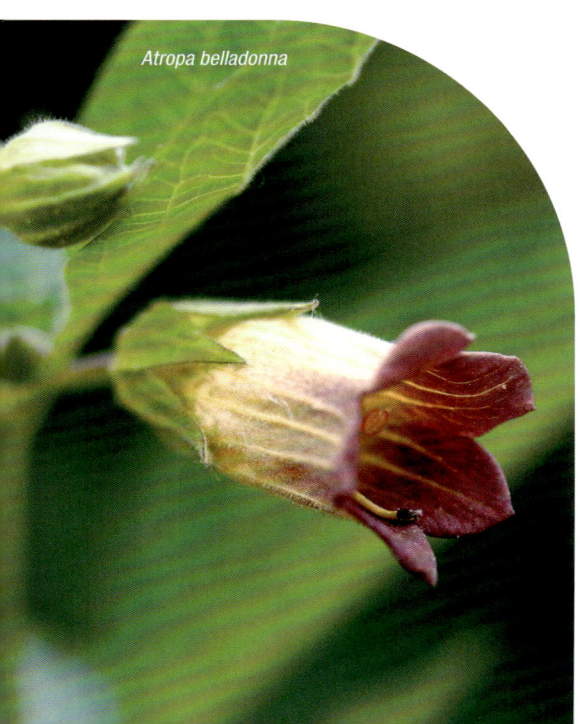

Atropa belladonna

Atropa belladonna (Tollkirsche)

Die zur Familie der Nachtschatten-
gewächse zählende Tollkirsche (Atropa
belladonna) ist in Mitteleuropa, Asien und
Nordafrika verbreitet. Man findet sie vor
allem in Laubwäldern, an Waldrändern und
in durch Bewirtschaftung geschaffenen
Waldlichtungen. Die Giftpflanze verursacht
rauschartige Zustände, Euphorie und
Halluzinationen, worauf auch der Name
„Atropa" hinweist. In der griechischen
Mythologie ist die Göttin Atropos die
Schicksalsgöttin, die den Lebensfaden
durchschneidet. Die wörtliche Übersetzung des italienischen Begriffs „bella
donna" – „schöne Frau", beschreibt die
Atropinwirkung: Im Mittelalter nahmen
Frauen geringe Mengen der Tollkirsche
zur Vergrößerung ihrer Pupillen ein, was
als Schönheitsideal galt. In der Augen-
heilkunde findet das Atropin auch heute
noch Anwendung beim Weittropfen der
Pupille.
Zur Arzneimittelherstellung des homöopathischen Mittels wird die frische Pflanze
am Ende der Blütezeit verwendet. Belladonna ist eines der wichtigsten Entzündungsmittel, vor allem, wenn der Beginn
plötzlich und der Verlauf heftig ist.

Belladonna D12

Bei: harten, geschwollenen und geröteten
Brüsten und heißen, pochenden Schmer-
zen; rotem, heißem Kopf und kalten
Extremitäten.
V: Mitternacht, Berührung, Erschütterung,
Kälte
B: Wärme, Alleinsein
Dosierung: dreimal täglich 5 Globuli

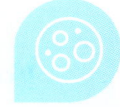

Schüßler-Salze

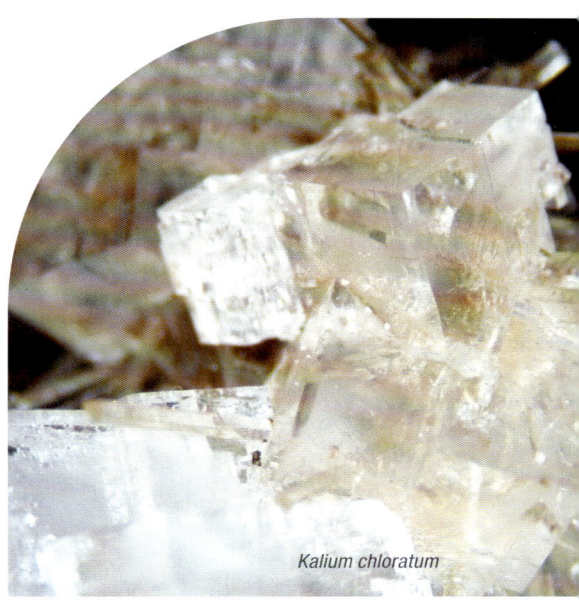

Kalium chloratum

Hauptmittel

Bei Brustdrüsenschwellung empfiehlt sich Nr. 4 Kalium chloratum D6. Zwei- bis dreimal täglich als „Heiße Vier" mit 5 Tabletten trinken. Dies mindert die Schwellungen, sorgt für den Lymphabfluss. Zusätzlich Auflagen mit Salbe Nr. 4 anwenden.

Weitere Mittel je nach Beschwerdebild

- Bei Brustschmerzen:
  Nr. 7 Magnesium phosphoricum D6: Als „Heiße Sieben" mit 10 Tabletten trinken. Zusätzlich Auflagen mit Salbe Nr. 7 einsetzen.
- Bei stechenden, drückenden Schmerzen, die in der Nacht und bei Bewegung stärker werden:
  Nr. 3 Ferrum phosphoricum D12: Mehrmals täglich als „Heiße Drei" mit 5 Tabletten zu sich nehmen. Zusätzlich mit Auflagen mit Salbe Nr. 3 arbeiten.
- Bei zuckenden, brennenden Schmerzen:
  Nr. 8 Natrium chloratum D6: Dreimal täglich bis 16:00 Uhr als „Heiße Acht" mit 5 Tabletten trinken.
- Bei verhärteter Brust:
  Jeweils als „Heiße X" mit 5 Tabletten in der Vier-Gläser-Methode über den Tag verteilt in kleinen Schlucken trinken: Nr. 1 Calcium fluoratum D12: erweicht das Gewebe. Nr. 3 Ferrum phosphoricum D12: fördert Durchblutung und Sauerstoffzufuhr.

Nr. 4 Kalium chloratum D6: unterstützt die Drüsen, mindert die Schwellungen der Brust. Nr. 10 Natrium sulfuricum D6: fördert den Abbau von Schlacken, aber Vorsicht: baut auch die Milchmenge ab. Zusätzlich Auflagen mit Salbe Nr. 1 einsetzen.

- Bei schmerzhaftem Milcheinschuss:
  Nr. 7 Magnesium phosphoricum D6: Zwei- bis dreimal täglich als „Heiße Sieben" mit 10 Tabletten trinken. Das sorgt für Entspannung und Ausgleich im vegetativen Nervensystem.
- Zur Unterstützung der Milchbildung:
  Wegen der Schmerzen kann es durchaus empfehlenswert sein, die Milchbildung zu unterstützen. Nr. 4 Kalium chloratum D6: Dreimal täglich als „Heiße Vier" mit je 5 Tabletten zu sich nehmen.

95

Beratungs- & Behandlungstipps

- Rückenmassage zum leichteren Auslösen des Milchspendereflexes: Starke Verspannungen können die Reizleitung von der Mamille zum Gehirn verhindern, da die entsprechenden Nervenbahnen über den Rücken verlaufen.
- Brustmassage nach Plata Rueda oder Marmet
- Vor dem Anlegen: Brust mit einer Hand von unten stützen, mit der anderen Hand zarte, leichte Vibrationen auslösen.
- Bei Ödemen häufig flach auf dem Rücken liegen, denn Gewebsflüssigkeit fließt vom höchsten zum tiefsten Punkt des Körpers.
- Brustmassagen mit Milchbildungs-, Still- oder Malvenöl
- Kohlumschläge: Blätter von Wirsing oder Weißkohl aus Bioanbau waschen, abtrocknen, dicke Blattrippen flachschneiden. Blätter anschließend mit Nudelholz oder Flasche gründlich walken, bis Pflanzensaft austritt. Blätter auf die Brust auflegen, Mamille und Areola dabei aussparen, mit Woll- oder Baumwolltuch abdecken. Nach 20 bis 30 Minuten Kohlblätter entfernen und Brust mit warmem Wasser abwaschen.
- Feuchtauflagen mit Retterspitz® äußerlich
- Lymphtaping

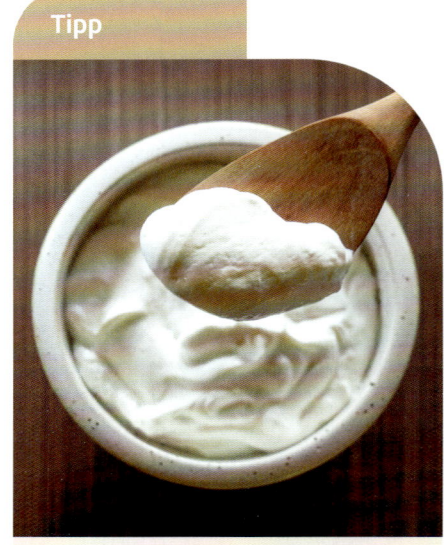

Tipp

Quarkauflage

Zimmerwarmen Magerquark ca. 2 cm dick auf ein Baumwolltuch geben und dieses sofort um die Brust legen, die Mamille dabei aussparen. Der Quark liegt direkt auf der Haut, nach 20 Minuten abnehmen und Brust mit warmem Wasser abwaschen. Alternativ: Quarkpack® Brustkompresse oder „Quarkdonut" aus Küchenpapier selbst anfertigen.

Wunde Mamillen

Besonders zu Beginn der Stillzeit führen die prolaktinbedingt erhöhte Durchblutung, die Dehnung der Areola und Mamillen sowie die mechanische Belastung des Gewebes beim kindlichen Saugvorgang bei vielen Frauen zu einer gesteigerten Empfindlichkeit oder gar zu Schmerzen der Brustwarzen. Durch Fehler beim Positionieren und Anlegen werden die Brustwarzen in der Folge häufig wund. Hautläsionen erhöhen dann das Infektions- und Mastitisrisiko. Wunde Brustwarzen sind zudem einer der meistgenannten Gründe für ein vor- und frühzeitiges Abstillen.

Ursachen

- unverändertes Weiterstillen trotz starker Schmerzen ohne Ursachenforschung
- Positionierungs- und Anlegefehler, ggf. auch beim Abpumpen
- Schwellung bei der initialen Brustdrüsenschwellung (Milcheinschuss)
- spätes Einsetzen des Let-down-Reflexes
- starkes Vakuum und/oder unzureichendes Lösen des Saugschlusses beim Abnehmen des Kindes von der Brust
- verkürztes kindliches Zungen- oder Lippenbändchen
- Aufweichen der Mamillen durch feuchte Kammer, eventuell hervorgerufen durch zu seltenen Wechsel der Stilleinlagen.
- Infektionen, vor allem Candida albicans (Soor). Cave: Diabetikerinnen, vor allem nach Antibiose bei Mutter und/oder Kind!

- anatomische Besonderheiten der Brust, z. B. Hohl- oder Flachwarzen
- Vasospasmus (Raynaud-Phänomen)

Symptome

- Schmerzen
- Rötung, Schwellung, Ödeme
- Fissuren, Abschürfungen, Rhagaden
- Wundschorf- und Bläschenbildung

Wundstadien 1 bis 4

1. Schmerzen oder Irritation bei intakter Haut, Rötung, Quetschung, Ödem, Schwellung
2. Verletzung der Haut, Hämatom, Fissuren, oberflächliche Rhagaden
3. Verletzung der Haut bis in tiefere Schichten, blutige tiefe Rhagaden, Blasen, Ulzeration
4. tiefe Verletzung, Infektion, Eiter, Erosion der Epidermis

Maßnahmen

- Hygieneanleitung!
- genaue Anamnese mit Abfrage der Schmerzskala für die Einschätzung und Verlaufskontrolle
- Ursachen erforschen:
  - Stillmanagement, orale Anatomie des Babys und Saugverhalten prüfen
  - Beurteilung der Mamille vor und nach dem Stillvorgang

- eventuell vorübergehender Einsatz eines Schmerzmittels (Ibuprofen)
- Bei starken Schmerzen Stillpause von 12 bis 24 Stunden einlegen, Brust von Hand entleeren, Kind mit abgepumpter Milch nähren.
- bei Infektion: mikrobiologischer Abstrich (z. B. Institut für Mikroökologie, Herborn), gegebenenfalls Weiterleitung an Gynäkologin zur Infektionsabklärung

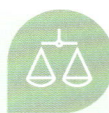

Homöopathische Arzneimittel

Acidum nitricum (Salpetersäure)

Acidum nitricum, die Salpetersäure, ist eine farblose, stark ätzende Flüssigkeit mit einem stechenden Geruch. Schon im 9. Jahrhundert nutzten arabische Alchimisten Salpetersäure als „Scheidewasser", um Gold und Silber voneinander zu trennen. Heute wird sie vorrangig zur Herstellung von Düngemittel und Kunststoffen verwendet.

Im menschlichen Organismus wirkt die konzentrierte Säure auf Haut, Schleimhäute und Augen gefährlich ätzend. Bei Hautkontakt bildet sich ein Nitrofarbstoff, der zu einer Gelbfärbung der Haut führt. In der klassischen Homöopathie wird potenziertes Acidum nitricum spezifisch bei Erkrankungen im Bereich der Körperöffnungen sowie der Haut- und Schleimhautgrenzen eingesetzt.

Acidum nitricum D12

Bei: Rhagaden und Fissuren; tiefen blutigen Einrisse an den Mamillen; reichlich blutenden und nur sehr langsam heilenden Wunden; extremen stechenden splitterartigen Schmerzen – die Frau kann deshalb nicht stillen.

V: durch Kälte, heißes Wetter, abends, nachts

B: nicht bekannt

Dosierung: zwei- bis dreimal täglich 5 Globuli

Calendula officinalis (Ringelblume)

Die Ringelblume, auch Gartenringelblume oder Marigold, wurde seit jeher vorzugsweise äußerlich angewendet. Man nutzte ihre entzündungshemmenden und blutstillenden Eigenschaften vor allem bei äußerlichen Verletzungen und Wunden. Aber auch der innerlichen Einnahme als Tee sagt man eine reinigende und entgiftende Wirkung nach. Für das homöopathische Mittel werden die frischen oberirdischen Teile zur Blütezeit geerntet und zur Urtinktur verarbeitet. Calendula wird wegen seiner antiseptischen und proliferationsfördernden Wirkung vorrangig bei frischen Verletzungen, Operationswunden und schlecht heilenden Wunden eingesetzt.

Calendula D6

Bei: offenen Wunden; Schürf-, Riss- und Schnittwunden; Wundheilungsstörungen; eiternden Wunden. Für reizbare Personen besser geeignet als Arnica.

V: kalte Luft

B: im Liegen, Ruhe

Dosierung: dreimal täglich 5 Globuli

Silicea

Silicea wird auch als Kieselerde oder Kieselgur bezeichnet und ist ein Hauptbestandteil der Erdkruste. Chemisch gesehen handelt es sich um ein Kieselsäure-Anhydrid. In der Pflanzenwelt gibt Silicea Halmen und Stängeln ihre Stabilität und Elastizität. Im menschlichen Körper ist sie vor allem im Knorpel-, Stütz- und Bindegewebe sowie in Haut und Knochen enthalten. Zur Herstellung des homöopathischen Arzneimittels wird gefälltes Siliciumdioxid verwendet. In der klassischen Homöopathie ist Silicea ein starkes (Konstitutions-)Arzneimittel mit tiefgreifender Heilwirkung auf alle Körpergewebe. Vor allem bei langwierigen eitrigen Entzündungen, Fisteln, Abszessen, Drüsenschwellungen und Knochenerkrankungen ist es ein wichtiges Mittel.

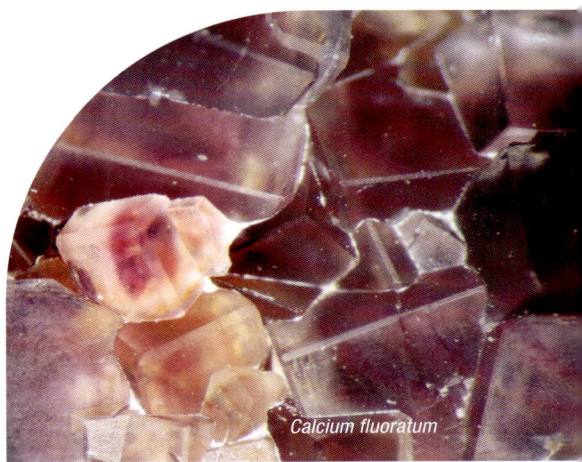
Calcium fluoratum

Silicea D12

Bei: schlecht heilenden, eiternden Mamillen; Verhärtungen in den Brüsten; Mastitis.
V: Kälte, Zugluft
B: Wärme, warmes Einhüllen (des Kopfes)
Dosierung: dreimal täglich 5 Globuli

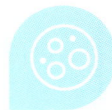

Schüßler-Salze

Die Wundbeschaffenheit ist hier maßgeblich. Die Auswahl der Schüßler-Salze richtet sich bei wunden Mamillen danach, ob sie blutig oder rissig sind oder sogar eine Infektion vorliegt.

- Bei wunden oder blutigen Brustwarzen: Mehrmals täglich im Wechsel als „Heiße X" aus jeweils 5 Tabletten zu sich nehmen: Nr. 3 Ferrum phosphoricum D12: Gilt als das Entzündungsmittel der Biochemie nach Dr. Schüßler, aber auch als Salz der Wahl bei Blutungen und Wunden. Nr. 8 Natrium chloratum D6 (anzuwenden bis 16:00 Uhr) fördert den Nährstrom zur Regenerierung der Brustwarzen, hilft gegen Blutungen. Außerdem: Auflagen oder ein Salbenläppchen mit den Salben Nr. 3 und 8 im Wechsel im Bereich der entzündeten und eventuell blutigen Mamillen auflegen und mit dem Still-BH fixieren.
- Bei rissigen Brustwarzen: Mehrmals täglich im Wechsel als „Heiße X" aus jeweils 5 Tabletten trinken: Nr. 1 Calcium fluoratum D12: der Hart- und Weichmacher nach Dr. Schüßler Nr. 5 Kalium phosphoricum D6 (bis 15:00 Uhr): Unterstützt die Gewebeneubildung.

Außerdem helfen Auflagen mit den Salben Nr. 1 und Nr. 5. Diese im Wechsel vorsichtig auftragen oder als Salbenläppchen auf die Brustwarzen legen und mit dem Still-BH fixieren.

- Bei einer Soor-Infektion:
Sollte nach Wochen erfolgreichen Stillens erstmals eine Entzündung auftreten, kann möglicherweise eine Soor-Infektion vorliegen. Hierfür gibt es ein sicheres Zeichen: der weiße Belag im Mund des Säuglings. Die Mutter sollte dann folgendes Salz zu sich nehmen: Nr. 4 Kalium chloratum D6: vormittags und nachmittags je zweimal 2 Tabletten lutschen.

Beratungs- & Behandlungstipps

- milchflussanregende Maßnahmen vor dem Anlegen (Wärme, Massage)
- Entlastende Stillposition wählen.
- nach dem Stillen Wundreinigung mit NaCl-Lösung
- Wundabdeckung zur Erhaltung des feuchten Milieus, z. B. mit hypoallergenem Lanolin oder Hydrogel
- Druck auf Mamillen vermeiden, um gute Durchblutung zu gewährleisten, z. B. durch „Brust-Donuts".
- Brustwarze mit Heilwolle bedecken (nicht bei offenen Wunden oder Wollunverträglichkeit).
- Stilleinlagen aus Bouretteseide verwenden, Seidenleim fördert die Heilung.

Honig – ein Antiseptikum?

Honig enthält das Enzym Glucose-Oxidase, das Traubenzucker zu Gluconsäure und Wasserstoffperoxid umwandelt. Da das antisepseptisch wirkende $H2O2$ stetig nachproduziert wird, reichen bereits geringe Honigmengen aus, um pathogene Keime zu bekämpfen. Neben weiteren antibakteriell wirkenden Inhaltsstoffen behindern zudem der niedrige pH-Wert des Honigs von 3 bis 4 und seine Wasser entziehende Wirkung das Bakterienwachstum. mit warmem Wasser abwaschen. Alternativ: Quarkpack® Brustkompresse oder „Quarkdonut" aus Küchenpapier selbst anfertigen.

- MediHoney™ Gelverband in der Größe von 5 mal 5 cm bei exsudierenden Wunden anwenden.
- Multi-Mam-Kompressen mit Aloe-Extrakt
- Medigel Lipogel (Medice)
- Zur Mamillenpflege vorübergehend Lippenpflegestift mit Calendula und Bienenwachs (z. B. von Alverde) verwenden.
- Passagere Anwendung von Zinn- oder Silberstillhütchen

Zu geringe Milchmenge, Hypogalaktie

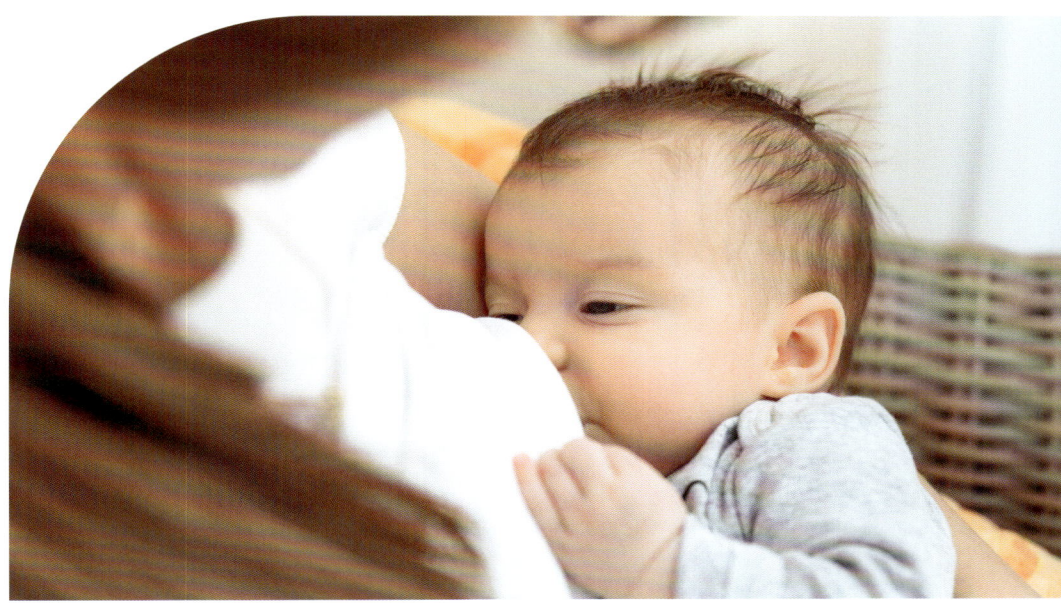

Die Befürchtung, „zu wenig Milch" zu haben, zählt mit annähernd 50 Prozent zu den häufigsten Ursachen für ein frühzeitiges Abstillen trotz initialem Stillwunsch. In den meisten Fällen liegt dem subjektiv empfundenen Milchmangel jedoch eine unzureichende Kenntnis der physiologischen Prozesse rund um die Laktation sowie des Stillmanagements zugrunde. Eine empathisch-unterstützende und aufklärende Beratung sowie die praktische Begleitung bieten eine wesentliche Hilfestellung beim Aufbau einer gelingenden Stillbeziehung.

Ursachen

Stillpraktische Ursachen
- ungünstiges Stillmanagement, getaktete Stillzeiten
- inkorrektes Positionieren und Anlegen, daraus resultierendes unproduktives Saugen des Kindes sowie fehlender oder verzögerter Milchspendereflex
- Trennung von Mutter und Kind, zu spät einsetzendes oder zu seltenes Pumpen
- routinemäßige Gabe zusätzlicher Formulanahrung, Tee, Wasser, Glukoselösung o. ä.
- Anwendungsfehler beim Einsatz von Stillhilfsmitteln, Saugverwirrung

Medizinische Ursachen
- hoher peripartaler Blutverlust (mehr als 500 ml)
- verbliebene Plazentareste
- Stoffwechsel- oder hormonelle Störungen
- Zustand nach Kinderwunschbehandlung bei PCO-Syndrom
- Autoimmunerkrankungen aus dem Formenkreis der Kollagenosen (Lupus erythemathodes, Sklerodermie etc.)
- Zustand nach Bestrahlung der Brust, Brustreduktions-OP oder Brusttraumata
- Hypoplasie des Brustdrüsengewebes
- Anatomische Besonderheit oder Erkrankung des Säuglings

Symptome

- zu geringe Gewichtszunahme
- zu wenig nasse oder volle Windeln
- Dehydrierung des Kindes

Maßnahmen

- Optimierung des Stillmanagements: Stillen nach Bedarf, Positionierung und Anlegetechnik kontrollieren.
- Überprüfung des Gewichtsverlaufs, engmaschige Kontrolle
- Bei Bedarf Handhabung der Milchpumpe überprüfen.
- Gebrauch von Schnullern und Hilfsmitteln abfragen.
- eventuelle Gabe von Galaktogoga
- Aufklärung über den Einfluss etwaiger zusätzlicher Formulagaben. Falls unbedingt notwendig, stillfreundlich (Finger-, Löffel-, Becherfeeding) zufüttern.

Homöopathische Arzneimittel

Phytolacca decandra (Kermesbeere)
Phytolacca decandra, die Kermesbeere, stammt ursprünglich aus Nordamerika und wird deshalb auch Phytolacca americana genannt. Ihre Früchte sind rote, fleischige Beeren, deren Farbstoff früher zum Färben von Stoffen benutzt wurde. Für das homöopathische Mittel werden im Herbst die Wurzeln der Pflanze geerntet und zur Urtinktur verarbeitet. Phytolacca hat eine besondere Wirkung auf Drüsen, besonders auf die Brustdrüsen, sowie auf das lymphatische Gewebe.

Phytolacca D12
Bei: erschwertem und verzögertem Milcheinschuss zur Anregung der Milchbildung; Schmerzen beim Stillen, die in den ganzen Körper ausstrahlen; knotigen, geschwollenen Brustdrüsen. Das Mittel wirkt allgemein milchflussregulierend.
V: durch Bewegung, nasskaltes Wetter, nachts
B: durch kalte oder kühle Getränke, in Bauchlage
Dosierung: zweimal täglich 5 Globuli

Alfalfa (Medicago sativa, Luzerne)
Das Wort „Alfalfa" stammt aus dem Arabischen und bedeutet so viel wie „Vater aller Nahrung". Die ursprünglich in Asien beheimatete Saat-Luzerne ist eine ausdauernde, krautige Pflanze,

die in unseren Breiten vorrangig zu Futterzwecken für Nutztiere angebaut wird. In der menschlichen Ernährung werden vorrangig die eiweiß-, vitamin- und mineralstoffreichen Sprossen verwendet. Der enthaltene sekundäre Pflanzenwirkstoff Coumestrol besitzt eine hohe östrogene Aktivität. Das homöopathische Arzneimittel wird aus den frischen, oberirdischen Teilen blühender Pflanzen gewonnen.

Alfalfa D6
Bei: Milchmangel bei massiver körperlicher und psychischer Erschöpfung; Appetitlosigkeit oder Ernährungsstörung der Wöchnerin.
V: zwischen 18.00 und 21:00 Uhr
B: keine Angaben
Dosierung: dreimal täglich 5 Globuli

Lac vaccinum defloratum (Kuhmilch)
Milch, der „Überlebenssaft" aller höheren Säugetiere, sichert die körperliche und emotionale Versorgung des Nachwuchses. Deshalb ist Muttermilch, homöopathisch gesehen, die Essenz ihrer Art. Die homöopathische Arznei Lac vaccinum defloratum wird aus pasteurisierter Milch vom Hausrind mit einem Fettgehalt von höchstens 1,5 Prozent nach HAB hergestellt.
Die Milch wird dazu direkt mit Ethanol zur Urtinktur verarbeitet. Bei der Herstellung der Globuli und Tabletten verdunstet der Alkohol später vollständig.

Lac defloratum D12
Bei: Milchmangel, verzögertem Milcheinschuss; Milchbildung, die nicht richtig in Gang kommt, obwohl die Brüste voll und

schwer wirken; Kopfschmerzen; Obstipation. Die Frau mag selbst keine Milch.
V: durch Berührung, Lärm, Licht
B: durch Druck
Dosierung: zweimal täglich 5 Globuli. (Auf ausreichende Flüssigkeitszufuhr achten.)

Urtica urens (Kleine Brennnessel)
Die in unseren Breiten etwas seltener vorkommende Urtica urens ist die kleine Schwester der Großen Brennnessel (Urtica dioica). Der botanische Name „Urtica" leitet sich von lateinischen Verb „urere" (brennen) ab. Das schmerzhafte Brennen beim Berühren der Pflanzen wird durch Brennhaare verursacht, die auf den Blättern und Stängeln sitzen. Schon bei leichtem Kontakt brechen diese ab und bohren sich in die Haut, wo der enthaltene Pflanzensaft vor allem durch die Inhaltsstoffe Ameisensäure und Histamin einen juckenden Ausschlag verursacht. Für das homöopathische Einzelmittel wird die ganze blühende frische Pflanze genutzt, die vor allem bei entzündlichen und allergischen Beschwerden sowie zur Unterstützung des Stoffwechsels eingesetzt wird.

Stoffwindeln aus Brennnesselfasern

Früher wurden die sehr reißfesten Bastfasern der Brennnessel zu Nesselfäden und Nesselgarn gesponnen, um Stoffe daraus zu weben. Daher stammt der Name „Nesseltuch", aus dem vor allem Windeln genäht wurden.

Urtica D12

Bei: fehlendem oder mangelndem Milcheinschuss und Milchmangel; schmerzhaft geschwollenen Brustdrüsen ohne Milchabgang; zurückgehender Milchbildung trotz starker Größenzunahme und schmerzhafter Schwellung der Brüst; erschwertem Abstillen durch spontan austretende Muttermilch.

V: feuchte Kälte, Bewegung

B: keine Angaben

Dosierung: dreimal täglich 5 Globuli

Agnus castus (Mönchspfeffer)

Der zur Familie der Verbenengewächse gehörende Strauch mit seinen gefiederten Blättern galt im Altertum als Sinnbild der Keuschheit. Sein Name leitet sich vermutlich von den lateinischen Vokabeln „agnus", das Lamm, und „castus", keusch, ab. Die kleinen violetten Blüten der im gesamten Mittelmeerraum beheimateten Pflanze reifen zu tiefroten Beeren, die getrocknet die Grundsubstanz für das homöopathische Arzneimittel sind. Die enthaltenen Samen schmecken pfeffrig scharf und wurden im Mittelalter als Gewürz verwendet. Als Zugabe zum Bettstroh sollten sie zudem Mönche und Nonnen von unkeuschen Gedanken ablenken – daher der Name „Mönchspfeffer". Der Wirkmechanismus ist noch immer nicht vollständig entschlüsselt, man nimmt jedoch an, dass dopaminerge Effekte einen Einfluss auf die Prolaktinsekretion haben.

Agnus castus D12

Bei: fehlendem Milcheinschuss, aber sehr prallen, gespannten, schmerzhaften Brüsten; trauriger, verzweifelter, erschöpfter Gefühlslage der Stillenden; Milchversiegen mit Einsetzen depressiver Verstimmung.

V: Kälte, Nässe, Druck, Berührung

B: Wärme, warme Kleidung

Dosierung: dreimal täglich 5 Globuli

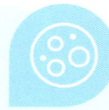

Schüßler-Salze

Hauptmittel

Zur Förderung der Milchbildung dient Nr. 4 Kalium chloratum D6. Bis zu dreimal täglich eine „Heiße Vier" aus 5 Tabletten trinken. Außerdem geeignet ist Nr. 8 Natrium chloratum D6. Davon bis 16:00 Uhr bis zu dreimal täglich eine „Heiße Acht" mit 5 Tabletten trinken.

Weitere Mittel je nach Beschwerdebild

- Bei zu dünnflüssiger oder salzig schmeckender Milch:
  Nr. 8 Natrium chloratum D6 im Laufe des Tages bis 16:00 Uhr fünfmal 1 Tablette auf der Zunge zergehen lassen.
- Zur Entspannung:
  Nr. 7 Magnesium phosphoricum D6 bis zu dreimal täglich eine „Heiße Sieben" aus 10 Tabletten zu sich nehmen.

Beratungs- & Behandlungstipps

- Auf gut sitzenden, nicht zu engen Still-BH achten.
- Den Säugling vermehrt und unbedingt an beiden Seiten anlegen, anlegen, anlegen!
- Wärme und sanfte Brustmassage vor dem Anlegen
- Entspannte Stillposition einnehmen, im Rückengriff stillen, Stillpositionen wechseln.
- Ruhe halten, Besuche vorübergehend einschränken.
- häufiger Körper- und direkter Hautkontakt
- Auf ausreichende (!) und ausgewogene Ernährung hinweisen sowie auf Trinken ad libitum. (Außer Pfefferminz- und Salbeitee – diese wirken milchbildungs-hemmend.)
- Aktivierter Bockshornklee in Kapselform, Bioqualität (mindestens 400 mg/Kapsel), z. B. von Biotiva oder Dr. Pandalis. Einnahme nach Herstellerangaben, mindestens eine Woche lang
- Holunderblütentee oder -sirup zur Anregung der Drüsensekretion
- Durchwärmende und durchblutungs-fördernde Brustmassagen mit Weleda Milchbildungsöl (nicht Stillöl!), Reste vor dem nächsten Anlegen abwaschen
- Milchbildungscocktail zubereiten: 200 ml frische Vollmilch zusammen mit 1 Bana-ne, 1 TL Mandelmus, 1 TL Tahin (Sesammus), 1 TL Weizenkeime,

1 TL Hefeflocken pürieren. Täglich 1 Glas trinken.
- Stillende bekommen oft den Rat, ihre Milchproduktion mit einem „Gläschen Sekt" oder Bier anzuregen. Das Gegen-teil ist die Folge: Alkohol hemmt die Oxytozinausschüttung und somit auch den Milchspenderreflex!

Rezept-Tipp

Milchbildungskugeln

- 250 g Bio-Weizen
- 150 g Bio-Gerste
- 100 g Bio-Hafer
- 1 Handvoll gehackte Cashewnüsse
- 150 g Butter
- 150 g Muscovadozucker

Das Getreide zusammen fein mahlen. Das Mehl mit den Cashewnüssen in einem Topf anrösten, bis es leicht braun wird und stark duftet. Die Butter hinzugeben und weiterrühren, bis diese ganz geschmolzen ist. Als letztes den Zucker zugeben und den Topf nach 10 bis 15 Sekunden vom Herd nehmen.
Um die Kugeln gut formen zu können, einige Esslöffel Wasser hinzugeben und verarbeiten, solange die Masse noch warm ist. Die Kugeln sollten einen Durchmesser von 2,5 bis 3 cm haben.

105

Zu viel Milch, Hypergalaktie

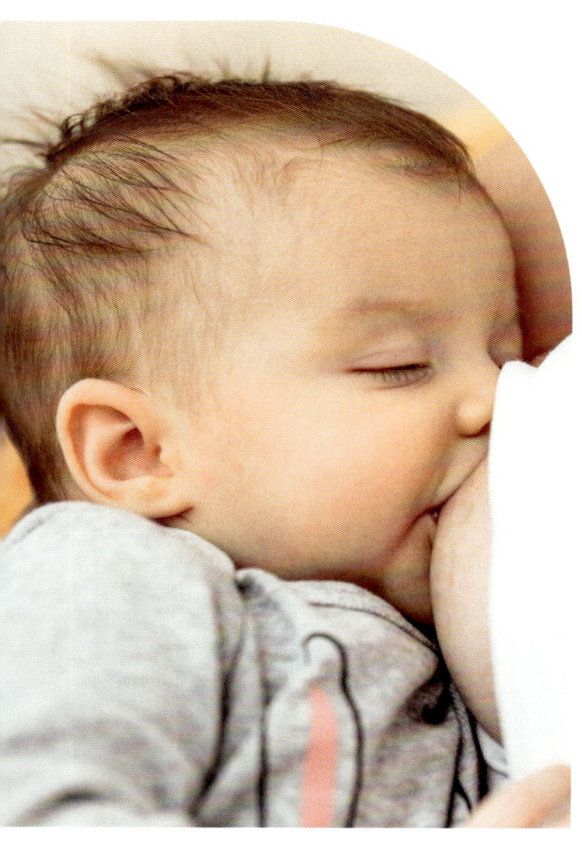

auch noch zu rasch entgegenspritzt. Durch das erhöhte kalorische Angebot kann eine Hypergalaktie zu einer überdurchschnittlichen Gewichtszunahme des Säuglings führen. Zusätzlich kann das Kind durch den starken Milchspendereflex Probleme bekommen, effektiv aus der Brust zu trinken. Schluck- und Atemprobleme, Erbrechen bis hin zur Gedeihstörung („Hunger an der Brust") können hier ihre Ursache haben.

Ursachen

- Veranlagung
- Überproduktion durch fehlgeleitetes Stillmanagement
- Gabe von Galaktogoga, Wechselstillen oder zusätzliches exzessives Abpumpen
- hormonelle Erkrankungen (z. B. Hyper-, Hypothyreose)
- erhöhter Prolaktinspiegel, z. B. durch Antihypertensiva, bestimmte Antidepressiva, Antihistaminika

Symptome

Bei der Mutter
- spannende, harte Brüste, die sich nie vollständig entleeren
- starker und schmerzhafter Milchspendereflex
- andauernder Milchaustritt, auch zwischen den Mahlzeiten
- häufige Milchstaus und Brustentzündungen

Von einer Hypergalaktie oder Hyperlaktation spricht man, wenn die Mutter deutlich mehr Milch bildet als das Kind trinken kann. Häufig besteht zeitgleich ein überschießender Milchspendereflex, sodass nicht nur ein mengenmäßiges Überangebot an Muttermilch besteht, sondern diese dem Kind beim Saugen

- Schlafstörungen aufgrund übervoller schmerzender Brüste

Beim Säugling
- Unruhe beim Stillen, Loslassen der Brust ab Einsetzen des Milchspendereflexes
- Schwierigkeit, an der Brust zu bleiben
- Milch fließt beim Trinken aus den Mundwinkeln.
- Passives Verhalten an der Brust bei guter Gewichtszunahme, Milch fließt ohne Anstrengung kräftig genug
- vereinzelt Brustverweigerung
- Verschlucken an der Brust, anschließendes Würgen und Husten
- häufiges und reichliches Spucken oder Erbrechen, teilweise sogar im Schwall
- ausgeprägter Meteorismus
- häufige, grünliche, schaumige Stühle; explosionsartige Entleerung; seltener: blutig-schleimige Stühle
- Unruhiges Kind, das viel schreit und immer hungrig zu sein scheint, möchte sehr oft an die Brust.
- Häufig: sehr rasche und übermäßige Gewichtszunahme; seltener: zu geringe Gewichtszunahme bis zur Gedeihstörung

Maßnahmen

- genaue Stillanamnese, Prüfung des Stillmanagements
- Vermeidung übermäßiger Milchbildung: Kind an der ersten Brust zu Ende trinken lassen, erst dann wechseln. Schläft das Kind nach dem Leeren der ersten Brust zufrieden ein, muss die zweite Seite nicht angeboten werden.

- In zurückgelehnter, halb sitzender, halb liegender Position stillen lassen (Berg-auf-Stillen, laid back nursing), denn die Milch fließt gegen die Schwerkraft langsamer.
- Besteht bereits eine Hypergalaktie, pro Mahlzeit nur eine Brust anbieten, damit das Kind auch die kalorienreiche Hintermilch abtrinkt. Bei nochmaligem Stillwunsch innerhalb einer Stunde dieselbe Brust erneut anbieten.
- Vorübergehend auf Abpumpen oder Handentleeren verzichten.
- Stillhütchen zu Beginn der Stillmahlzeit mindern das Spritzen bei zu starkem Milchspendereflex. (Kann meist im Laufe der Stillmahlzeit wieder abgenommen werden.)
- Blockstillen nach genauer Stillanamnese: Innerhalb von 3 bis 4 Stunden (in schwierigen Fällen auch länger) stets nur dieselbe Brust anbieten. Die geringere Nachfrage und die sich entwickelnde Spannung in der aussetzenden Brust führt zum Rückgang der Milchbildung. Cave: Entwicklung eines Milchstau oder einer Mastitis! Die Milchbildung kann sich bei zu langem Blockstillen auch zu stark verringern! (Zur Linderung der Spannungsbeschwerden siehe Kapitel „Milchstau und Mastitis", S. 110.)
- Bei Nichtansprechen auf die Maßnahmen eine Weiterleitung in gynäkologische Behandlung veranlassen, ggf. medikamentöse Therapie mittels Pseudoephedrin oder östrogenhaltigen Kontrazeptiva.

Homöopathische Arzneimittel

Phytolacca decandra (Kermesbeere)

Das Drüsenmittel Phytolacca (siehe S. 102) hat eine ausgeprägte Wirkung auf das Lymphsystem, insbesondere auf das der Brustdrüsen. Es gehört zu den homöopathischen Arzneimitteln, die in Abhängigkeit der Potenzhöhe unterschiedliche Wirkungen zeigen. Zur Reduzierung der Milchmenge werden niedrige Potenzen gewählt.

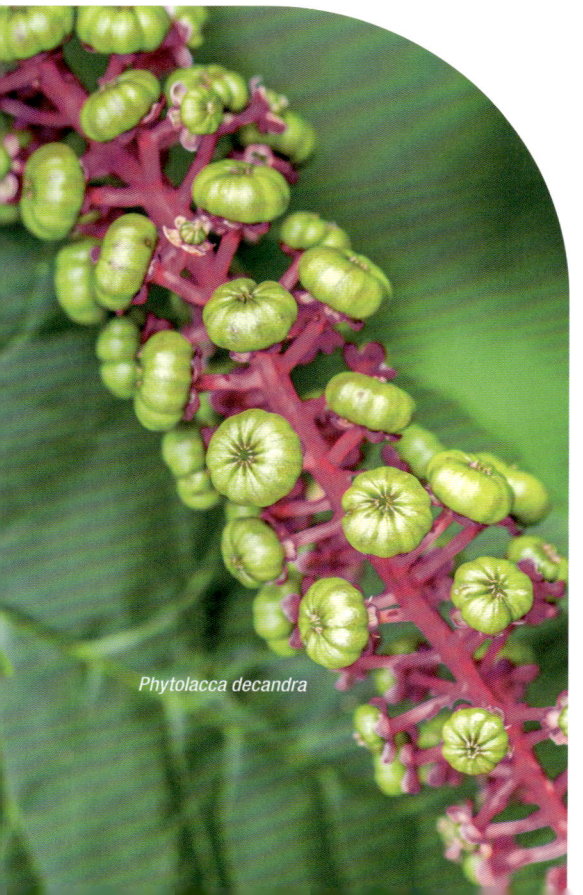

Phytolacca decandra

Phytolacca D2

Bei: Schmerzen beim Stillen, die bis in die Achselhöhlen ausstrahlen; sehr starkem Milchspendereflex, Galaktorrhoe; gespannten Brüste mit Knotenbildung.
V: Bewegung, nasskaltes Wetter, nachts
B: kalte oder kühle Getränke, in Bauchlage
Dosierung: drei- bis viermal täglich 5 Globuli

Borax veneta (Natriumtetraborat)

Borax, das Natriumsalz der schwachen Borsäure, ist ein natürlich vorkommendes transparentes Mineral, das im Sediment ausgetrockneter salzhaltiger Gewässer zu finden ist. Die größten Abbaugebiete liegen in der Türkei, in Südamerika, Tibet, China, der Mongolei und Kalifornien. Der Name „Borax" leitet sich wahrscheinlich von „bauraq" ab, der arabischen Bezeichnung für „weiß". Die transparenten Kristalle blühen an trockener Luft nämlich zu einem weißen Pulver aus. Bereits die alten Ägypter setzten es ein, um Leichen einzubalsamieren. Heute wird es zu verschiedenen Borverbindungen, vorrangig für die Industrie, verarbeitet. Vom Menschen wird Bor mit dem Trinkwasser, Mineralwässern sowie mit der Nahrung aufgenommen.

Borax D6

Bei: starkem Milchfluss mit Schmerzen – beim Stillen schmerzt vor allem die andere Brustseite.
V: Abwärtsbewegungen, Lärm, Kälte
B: nach dem Stuhlgang, Druck
Dosierung: dreimal täglich 5 Globuli

Lac caninum (Hundemilch)

Die Ausgangssubstanz für Lac caninum, die Hundemilch, ist die frische Milch einer erstmalig säugenden Hündin. Eine bestimmte Hunderasse ist nicht vorgegeben, meistens wird jedoch die Milch einer Beaglehündin verwendet. Der Beagle ist die in der pharmazeutischen Forschung am häufigsten eingesetzte Hunderasse, weshalb die Hersteller hier über die gesetzlich erforderlichen Dokumentationsunterlagen verfügen. Zur Herstellung des homöopathischen Urtinktur wird die Hundemilch mit 90-prozentigem Alkohol gemischt und anschließend filtriert. Die Herstellung weiterer Verdünnungen erfolgt durch Verschütteln mit Alkohol. Ein sicheres körperliches Zeichen für Lac canium ist der pendelartige Seitenwechsel der Beschwerden.

Lac caninum D4

Bei: Galaktorrhoe mit starken Schmerzen; geschwollener Brust, vergrößerten Lymphknoten; sehr schmerzhafter Berührung, Bewegung, Erschütterung; wandernden Schmerzen, die die Seite wechseln; Gefühl wie „zerschlagen".
V: Berührung, morgens
B: Kälte, Rückwärtsbeugen
Dosierung: zweimal täglich 5 Globuli

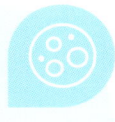

Schüßler-Salze

Zur Regulierung des Milchflusses eignet sich hervorragend folgendes Mittel: Schüßler-Salz Nr. 10 Natrium sulfuricum D6. Mehrmals täglich 2 Tabletten lutschen, bis Milchproduktion und -fluss reguliert sind. Eine Salbenauflage mit Salbe Nr. 10 ist anzuraten.

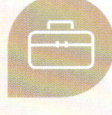

Beratungs- & Behandlungstipps

- Kurzfristig engen Sport-BH tragen, bis sich die Milchmenge wieder normalisiert hat.
- Dreimal täglich eine Tasse Pfefferminz- oder Salbeiblättertee trinken.
- Kühlung der Brust, z. B. mit Coolpacks, Quarkumschlägen, feucht eingefrorenen Einmalwindeln etc.
- Überschüssige Milch unter der warmen Dusche zur Entlastung ausstreichen. Nicht pumpen!
- „Oben ohne" stillen, damit die pausierende Brust während des Stillens zur Entlastung etwas auslaufen kann.
- Rosmarinus S Oligoplex Lösung (Medapharm) zur Reduzierung der Milchmenge: dreimal täglich 5 Tropfen mit Wasser verdünnt einnehmen

Milchstau und Mastitis

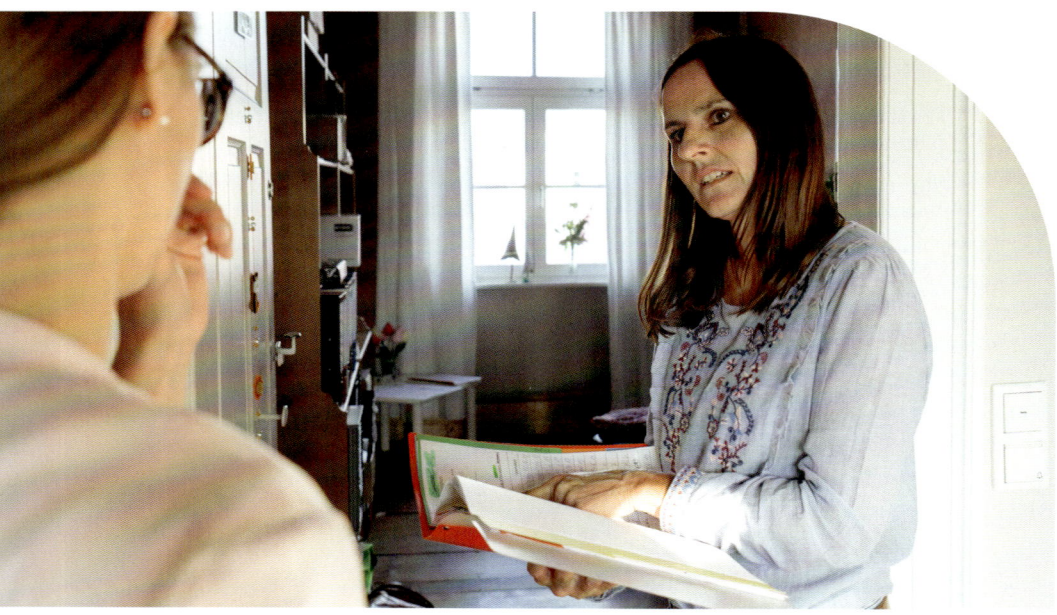

Milchstau und Mastitis sind die häufigsten Probleme in der Stillzeit und führen ohne professionelle Stillbegleitung meist zu einer frühzeitigen Beendigung der Stillbeziehung. Die Komplikationen können zu jedem Zeitpunkt der Stillzeit auftreten, häufiger jedoch zu Beginn der Stillbeziehung.

Ein Milchstau entsteht, wenn ein Milchgang durch eine Verlegung unzureichend entleert wird. Der Druckanstieg im Milchgang führt zu lokalen Beschwerden in der Brust, ohne dass das Allgemeinbefinden beeinträchtigt ist. Bei der Mastitis puerperalis unterscheidet man die infektiös-entzündliche von der

nicht infektiös-entzündlichen Erkrankung der Brustdrüse in der Stillzeit – erstere wird durch durch eine Infektion, letztere durch eine Behinderung des effektiven Milchflusses verursacht. Anzeichen sind die typischen Entzündungszeichen, die fast immer von Fieber und einer Einschränkung des Allgemeinbefindens begleitet werden. Die Differenzierung zwischen der nicht infektiösen Stauungsmastitis und der infektiösen erfolgt durch die Bestimmung der Leukozyten- und Bakterienanzahl in der Muttermilch.

Ursachen und Symptome

	Milchstau	Mastitis
Ursachen	• Stress und Anspannung (Adrenalin hemmt Oxytozinausschüttung.) • Einschnürungen durch zu enge Kleidung oder zu engen BH, durch Tragetücher oder -säcke • Zugluft, Kälte • Blockierter Milchgang in der Brust – das Drüsengewebe wird nicht ausreichend entleert, dies führt zu erhöhtem Druck. • verschlossener Milchgang, z. B. durch Fettklümpchen, Eiweiß oder Häutchenbildung nach Abheilen wunder Brustwarzen • mangelnde Entleerung der Brust, z. B. durch unkorrektes Anlegen, Hypergalaktie • inkorrekte Anwendung von Stillhütchen • Operations- oder Piercingnarben	• Infektion mit pathogenen Keimen, insbesondere mit Staphylococcus aureus, ß-hämolysierenden Streptokokken, Hefepilzen, Enterobakterien, Cave: Nosokomialinfektion! • Nicht gelöster bzw. ausgeheilter Milchstau kann zu Erweiterung der Milchgänge und Milchgangsrupturen führen. Milchprotein kann sich im umliegenden Gewebe einlagern – eine Fremdkörper-Entzündungsreaktion ist möglich. Stauungsinvolution begünstigt Keimvermehrung. • Wunde oder anderweitig verletzte Mamillen, (z. B. durch Piercing) • unzureichende Entleerung der Brust, z. B. durch unkorrektes Anlegen, Hypergalaktie • Immunsuppression durch Stress, Schlafmangel etc.
Symptome	• Spannungsgefühl, Verdichtung des Brustdrüsengewebes • schmerzhafte Schwellung, Druckempfindlichkeit • leichte Rötung und Erwärmung einzelner oder mehrerer Brustbereiche • Brustverweigerung des Säuglings an der betroffenen Seite: Entzündungsreaktionen in der Brustdrüse machen Kapillaren durchlässiger für Elektrolyte aus dem Milchserum. Eine Geschmacksveränderung der Muttermilch ist möglich. • Allgemeinbefinden ist nicht beeinträchtigt.	• lokal begrenzte gerötete, überwärmte und ödematöse Bereiche der Brust • starke Schmerzen in der Brust • Schwellung der axillären Lymphknoten • grippeähnliche Symptome wie allgemeines Unwohlsein, Schlappheit, Übelkeit oder Schüttelfrost • Fieber über 38,0 °C • Symptome meist nur einseitig, in selteneren Fällen beidseitig • selten: Blut oder Eiter in der Muttermilch • Abszessbildung mit fluktuierenden, deutlich ertastbaren Schwellungen

Maßnahmen bei Milchstau und Mastitis

- Ausstreichen verstopfter Milchgänge, ggf. Eröffnung eines durch ein Bläschen verschlossenen Milchganges an der Mamille mittels steriler Kanüle
- regelmäßige vollständige Brustentleerung zur Entlastung des Drüsengewebes (ideal: achtmal in 24 Stunden), bei Schmerzen und dadurch eingeschränkten Milchspendereflex zuerst an der nicht betroffenen Brust stillen, nach dem Anlegen Restmilch manuell mit Marmet-Technik oder durch Abpumpen entleeren.
- ggf. vor dem Anlegen oder Pumpen Analgetikagabe z. B. Paracetamol (500 bis 1500 mg/Tag) oder Ibuprofen (800 bis 1600 mg/Tag)
- sanfte (schmerzlose!) Brustmassage zur oberflächigen Lockerung des Gewebes
- feuchte Wärme (Cave bei Mastitis: nur 5 Minuten, um Keimvermehrung zu verhindern), anschließend: Positionieren und Anlegen des Kindes möglichst mit Unterkiefer in Richtung gestauter Stelle, Stillen im Vierfüßlerstand – Milchfluss wird so zusätzlich von der Schwerkraft unterstützt.
- bei Verdacht auf MRSA-Infektion: mikrobiologische Keimbestimmung in Muttermilchkultur, bei Bestätigung Stillpause einlegen
- bei Nichtansprechen konservativer Maßnahmen nach 24 bis 48 Stunden Überleitung der Stillenden an Gynäkologen, anschließend Weiterstillen und

Antibiose mit stillfreundlichem Antibiotikum (Cephalosporine, Betalaktamase-Inhibitor-geschützte Penicilline)
- kein Abstillen zum akuten Zeitpunkt, da Gefahr für weitere Stauungsbereiche steigt!

Homöopathische Arzneimittel

Phytolacca decandra (Kermesbeere)
Das Drüsenmittel Phytolacca (siehe S. 102) hat eine ausgeprägte Wirkung auf das Lymphsystem, insbesondere auf das der Brustdrüsen. Es gehört zu den homöopathischen Arzneimitteln, die in Abhängigkeit der Potenzhöhe unterschiedliche Wirkungen zeigen. Bei einem Milchstau (und Milchmangel) gibt man im Anfangsstadium zweimal täglich 5 Globuli Phytolacca D12; hat sich bereits eine Mastitis entwickelt Phytolacca D6 oder Phytolacca D12 mehrmals täglich. Phytolacca D1 kann zum Abstillen sowie zur Reduzierung der Milchmenge eingenommen werden, drei- bis viermal täglich 5 Globuli.

Phytolacca D6
Bei: Milchstau mit sehr harter, knotig geschwollener Brust; druckempfindlicher Brust; sehr schmerzhaftem Stillen mit Schmerzausstrahlung in den ganzen Körper.
V: durch Bewegung, nasskaltes Wetter, nachts

B: durch kalte oder kühle Getränke,
in Bauchlage
Dosierung: bei akuten Beschwerden am
1. Tag stündlich 5 Globuli, am 2. Tag
zweistündlich und ab dem 3. Tag dreimal
täglich 5 Globuli, bis die akute Entzündung
abgeklungen ist.

Atropa Belladonna (Tollkirsche)

Belladonna, die Tollkirsche (siehe S. 94),
wird als homöopathisches Arzneimittel
vorwiegend bei akuten, plötzlich beginnen-
den Krankheiten eingesetzt. Die typischen
Entzündungszeichen Schmerzen, Rötung,
Schwellung und Überwärmung sind
Hinweise auf die mögliche Wirkung von
Belladonna. Als Akutmittel sollte es vorrangig im Anfangsstadium einer Mastitis
angewendet werden.

Belladonna D12

Bei: plötzlich beginnender akuter Mastitis
mit roten Streifen von der Brustwarze weg
(„Radspeichensyndrom"); klopfenden,
pulsierenden Schmerzen; hohem Fieber;
starkem Milchfluss. Milch fließt von selbst.
V: durch Bewegung, Berührung, Erschütterung, Kälte
B: durch Ruhe, Wärme
Dosierung: dreimal täglich 5 Globuli

Bryonia cretica (Rotbeerige Zaunrübe)

Das homöopathische Mittel Bryonia (siehe
S. 93) eignet sich bei Milchstau und Mastitis, wenn diese sich langsam entwickeln
und immer schlimmer werden. Bryonia
ist das passende Mittel, wenn Muttermilch und Wochenfluss zu früh versiegen.
Auslösend für die Beschwerden können

Verkühlung und Infektionen, aber auch
Ärger und Zorn sein.

Bryonia D12

Bei: schweren, steinhart geschwollene
Brüsten, schwacher Rötung; stechenden
Schmerzen bei Bewegung, Schmerzausstrahlung in den gesamten Körper;
mäßigem Fieber mit trockenen Schleimhäuten, Frösteln; starkem Durst. Stimmung
typischerweise mürrisch, reizbar.
V: durch jegliche Berührung und Bewegung
B: durch Druck, Liegen auf der schmerzhaften Seite, Ruhe
Dosierung: dreimal täglich 5 Globuli

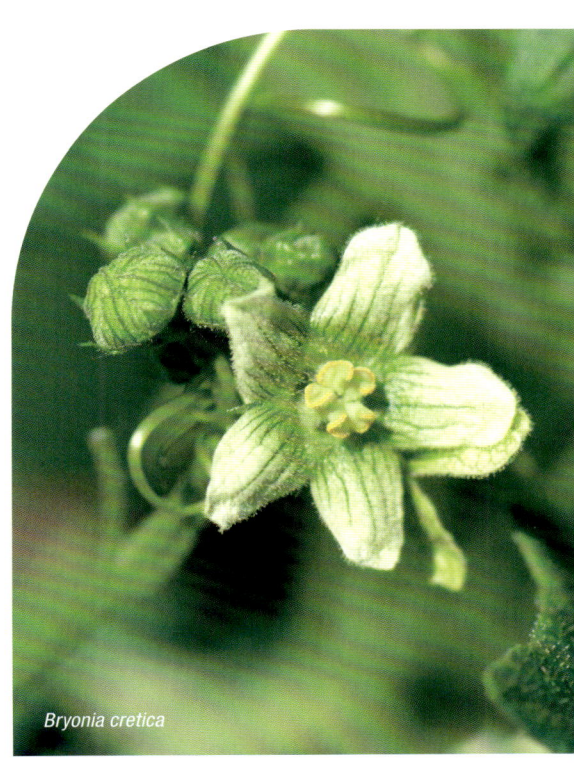

Bryonia cretica

Conium maculatum (Gefleckter Schierling)

Der Schierling ist eine Pflanze aus der Familie der Doldengewächse, die in Europa und Asien an feuchten, schattigen Orten, Wegen, Hecken und auf Feldern vorkommt. Äußerlich sieht er der glatten Petersilie ähnlich, ist jedoch hochgiftig. Das in der Pflanze vorhandene Alkaloid Coniin löst Lähmungserscheinungen aus. Diese Wirkung von Conium auf den Menschen hat bereits der Philosoph Plato beschrieben: Er schildert den Tod Sokrates durch den „Schierlingsbecher", mit dem die alten Griechen Todesurteile vollstreckten.

In der Pflanzenheilkunde verwendete man Conium früher als Auflage bei Lymphknotenentzündungen, Brustentzündungen und eiternden Geschwüren. Wegen seiner starken Giftigkeit wird Conium heute nur noch als unbedenkliches homöopathisches Arzneimittel eingesetzt, für dessen Herstellung das frische, blühende Kraut verwendet wird.

Conium D12

Bei: Mastitis mit immer wieder auftretenden harten Knoten in der Brust; gespannten, schmerzende Brüsten; brennenden, stechende Schmerzen; Schwäche, Schwindelgefühlen.

V: durch Anstrengung, Kälte

B: durch Wärme, Essen

Dosierung: dreimal täglich 5 Globuli

Hepar sulfuris (Kalkschwefelleber)

Hepar sulfuris ist ein Mittel, das Hahnemann selbst entwickelt hat – ursprünglich, um damit Nebenwirkungen der damals üblichen Quecksilbertherapien zu mildern. Er pulverisierte dazu die Innenschicht von Austernschalen und erhitzte diese im Verhältnis 1:1 mit Schwefel über dem offenen Feuer. Die dabei entstehende Substanz erinnert in Farbe und Konsistenz an Leber. Deshalb ist Hepar sulfuris auch unter dem Namen Kalkschwefelleber bekannt. Hepar sulfuris ist ein starkes Entzündungsmittel, besonders dann, wenn die Entzündung eitert.

Hepar sulfuris D12

Bei: Mastitis mit eitriger Entzündung, dickem gelben Sekret; stechenden Schmerzen wie von einem Splitter, starker Berührungsempfindlichkeit; extremer Kälteempfindlichkeit – ein Luftzug ist bereits beim Entblößen der Brust unangenehm.

V: durch Kälte, kalte trockene Luft, Entblößen

B: durch Wärme, warme Anwendungen

Dosierung: dreimal täglich 5 Globuli

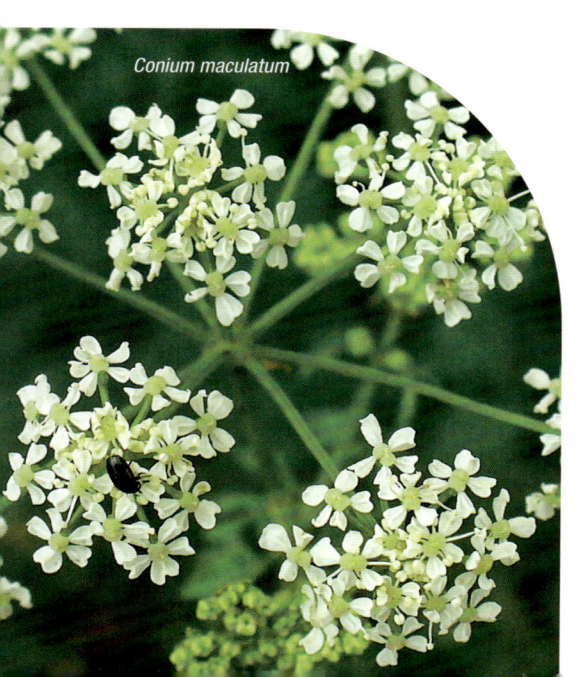

Conium maculatum

Weitere homöopathische Mittel zur Behandlung eines Milchstaus siehe auch: Kapitel „Zu viel Milch, Hypergalaktie", S. 106

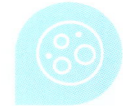

Schüßler-Salze

Hauptmittel bei Milchstau
Die Auswahl der Schüßler-Salze richtet sich bei Milchstau danach, ob Fieber oder nicht vorliegt.

- Bei Milchstau ohne Fieber:
  Dreimal täglich jeweils als „Heiße X" mit 5 Tabletten in der Drei-Gläser-Methode im Wechsel folgende Dr. Schüßler Salze schluckweise kauend trinken: Nr. 3 Ferrum phosphoricum D12: Stärkt und bringt Sauerstoff ins arterielle Blut. Nr. 4 Kalium chloratum D6: Fördert die Milchbildung. Nr. 10 Natrium sulfuricum D6: Bringt die Milch zum Fließen. Sobald die Milch wieder normal fließt, mit der Einnahme von Salz Nr. 10 aufhören; Salze Nr. 3 und 4 können noch zwei Tage weiter genommen werden.
- Bei Milchstau mit Fieber:
  Zusätzlich zu den oben genannten Salzen: Bei Fieber unter/bis 38,5 °C: Nr. 3 Ferrum phosphoricum D12: Alle 5 Minuten 1 Tablette auf der Zunge zergehen lassen. Bei Fieber über 38,5 °C: Nr. 5 Kalium phosphoricum D6: Alle 30 Minuten 1 Tablette auf der Zunge zergehen lassen. Nr. 8 Natrium chloratum D6:

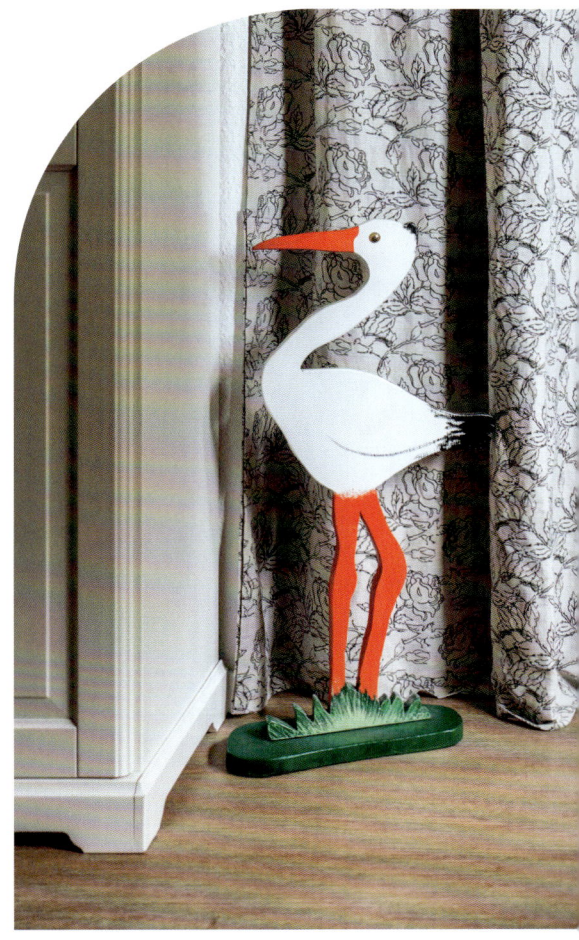

Als Zwischenmittel alle 2 Stunden 1 Tablette auf der Zunge zergehen lassen. Sinkt das Fieber unter 38,5 °C, die beiden Salze weiterhin für die kommenden Tage verabreichen: Diese Anwendung wird dann auf dreimal 2 Tabletten von Nr. 5 und Nr. 8 bis 15:00 Uhr reduziert. Wird die Einnahme zu früh abgesetzt, kann das Fieber wieder steigen.

Hauptmittel bei Mastitis

Nr. 3 Ferrum phosphoricum D12 ist das Hauptmittel bei Entzündungen. Etwa alle halbe Stunde 2 Tabletten auf der Zunge zergehen lassen; wechselweise mit 1 Tablette des Salzes Nr. 5 Kalium phosphoricum D6, dem „Antibiotikum der Biochemie", auf der Zunge zergehen lassen. Hier ausnahmsweise auch nach 15:00 Uhr. Nach spürbarer Besserung die Zeitabstände zwischen den beiden Mitteln verlängern. Die Schüßler-Salze werden in Folge weiterhin wechselweise eingesetzt und zwar solange, bis die Mastitis abgeheilt ist. Ein Salbenläppchen kann wechselweise mit den Salben Nr. 3 und Nr. 5 aufgelegt und mit dem Still-BH sanft fixiert werden.

Weitere Mittel je nach Beschwerdebild

- Gegen die Schmerzen:
  Nr. 7 Magnesium phosphoricum D6: Als „Heiße Sieben" mit 10 Tabletten immer wieder in kleinen Schlucken kauend trinken. Die Anwendung so lange wiederholen, bis Schmerzfreiheit besteht.
- Bei Mastitis durch Übersäuerung:
  Eine Übersäuerung liegt vor, wenn Schweiß, Urin oder Stuhl sauer riechen oder auch der Säugling sauer nach dem Stillen spuckt oder erbricht.
  Nr. 9 Natrium phosphoricum D6: Morgens als „Heiße Neun" mit 5 Tabletten trinken. Nr. 11 Silicea D6 (Potenz beachten!): Abends als „Heiße Elf" mit 10 Tabletten trinken.

Beratungs- & Behandlungstipps

- Ca. 15 Minuten vor dem Anlegen Brust durchwärmen, z. B. mit Kirschkernsäckchen, Rotlicht, feuchtwarmen Kräuter-Kompressen (Mischung aus Kamille, Calendula, Honigklee und Bockshornkleesamen).
- Bei Fieber und Schmerzen Frischpflanzentuch Johannisblüten/Weide (Fa. Alpmed, Bezug über: Christine Ambühl, www.sine-hilft.de) auf die Brust auflegen.
- Wärmflasche zwischen den Schulterblättern, warmes Fußbad, Ölmassagen mit 1:10 verdünntem Lavendel-, Melissen- oder Patchouliöl fördern den Milchfluss. Mamille und Areola aussparen!
- nach dem Stillen Kühlung der Brust, z. B. mit Coolpacks oder Thermoperlen (Lansinoh), Quarkumschlägen, feucht eingefrorenen Einmalwindeln mit Zugabe von Retterspitz äußerlich oder Arnicaessenz
- Bei axillarer Lymphdrüsenschwellung Conium-Salbe S, DHU dünn auftragen. Vor dem nächsten Anlegen abwaschen.
- Bei wiederholtem Milchstau:
  Mercurialis perennis 10% Salbe, Weleda
- Kohlumschläge (siehe S. 96)
- Pfefferminz- oder Salbeitee 1 bis 2 Tassen pro Tag trinken.

Abstillen, Ablaktation

Abstillen bedeutet die Unterbindung der Milchsekretion durch konservative Maßnahmen oder Medikamentengaben mit dem Ziel der vollständigen Beendigung der Milchbildung. Neben dem natürlichen, langsamen Abstillen wird das schnelle Abstillen vor (primäres Abstillen) und nach (sekundäres Abstillen) Einsetzen des Milchflusses unterschieden. Die WHO empfiehlt, Kinder bis zum Alter von zwei Jahren ergänzend zu stillen und dann abzustillen.

Ursachen

Primäres Abstillen
- Wunsch der Mutter
- stille Geburt, Abruptio
- Adoptionsfreigabe
- Drogen-/Alkoholabhängigkeit
- HIV oder andere schwere Infektionskrankheit
- schwere Herz-, Leber-, Nieren- oder Lungenerkrankung
- Operationen oder Erkrankungen der mütterlichen Brust (z. B. Mamma-CA, anatomische Anomalien)
- Langzeiteinnahme milchgängiger radioaktiver/zytostatischer Medikamente
- Galaktosämie des Kindes

Sekundäres Abstillen
- Abszesse
- nicht gelingende Drogenabstinenz
- Kindstod

- Wochenbettpsychose
- Inflammatorisches Mamma-CA

Maßnahmen

Medikamentöses Abstillen
- Primäres Abstillen: Einmalgabe einer Tablette Dostinex® 1mg (Cabergolin, Dopaminantagonist mit prolaktinhemmender Wirkung) auf ärztliche Verordnung. Das Arzneimittel hat eine lange Halbwertszeit und wirkt deshalb über mehrere Tage hinweg. Unerwünschte Arzneimittelwirkungen wie Hypotonie, Schwindel, Kopfschmerzen, Bauchschmerzen, Übelkeit, Müdigkeit können vorkommen. Die Wirksamkeit ist dem konservativem Abstillen jedoch überlegen.
- Sekundäres Abstillen: Eine halbe Tablette Dostinex® 1mg alle 12 Stunden, zwei Tage lang. Ein erneuter Milcheinschuss nach 1 Woche oder 10 Tagen ist möglich, die Tabletten müssen dann nochmals verabreicht werden.
- Beim medikamentösen Abstillen, wenn möglich, auf jegliches Abpumpen und Ausstreichen verzichten. Die Brust nur wenn unbedingt nötig entlasten.

Bitte beachten:
Bei jeder Form des Abstillens, auch beim medikamentösen Abstillen, sollten die Brüste regelmäßig kontrolliert, abgetastet und Verhärtungen beurteilt werden, damit

ein Milchstau rechtzeitig verhindert bzw. gelöst werden kann. Wird abrupt abgestillt, besteht zusätzlich die Gefahr einer Stauungsinvolution (Rückbildung des Drüsengewebes) und durch den plötzlichen Prolaktinabfall auch die Möglichkeit eines passageren Stimmungstiefs.

Konservatives Abstillen
- Abstände zwischen den Stillmahlzeiten oder dem Abpumpen von Muttermilch verlängern.
- Dauer des Stillens oder Pumpens verkürzen.
- Nur dann stillen, pumpen oder Milch ausstreichen, wenn Brüste spannen oder Verhärtungen spürbar sind. Nur so viel, dass die Frau Entlastung spürt.
- Mamillen nicht stimulieren.
- Wärme und Brustmassage vor dem Entleeren, danach kühlen
- festsitzender BH, am besten Sport-BH

Homöopathische Arzneimittel

Phytolacca decandra (Kermesbeere)
Das Drüsenmittel Phytolacca (siehe S. 102) hat eine ausgeprägte Wirkung auf das Lymphsystem, insbesondere auf das der Brustdrüsen. Es gehört zu den homöopathischen Arzneimitteln, die in Abhängigkeit der Potenzhöhe unterschiedliche Wirkungen zeigen. Zum Abstillen werden niedrige Potenzen gewählt.

Phytolacca D1
Bei: Schmerzen beim Stillen, die bis in die Achselhöhlen ausstrahlen; sehr starkem Milchspendereflex, Galaktorrhoe; gespannten Brüsten mit Knotenbildung.
V: durch Bewegung, nasskaltes Wetter, nachts
B: durch kalte oder kühle Getränke, in Bauchlage
Dosierung: ein- bis maximal sechsmal täglich 5 Globuli. Sobald die Brust weicher und das Spannungsgefühl erträglich ist, Einnahme beenden.

Lac caninum (Hundemilch)
Die Ausgangssubstanz für Lac caninum (siehe S. 109), die Hundemilch, ist die frische Milch einer erstmalig säugenden Hündin. Eine bestimmte Hunderasse ist nicht vorgegeben, meistens wird jedoch die Milch einer Beaglehündin verwendet. Der Beagle ist die in der pharmazeutischen Forschung am häufigsten eingesetzte Hunderasse, weshalb die Hersteller hier über die gesetzlich erforderlichen Dokumentationsunterlagen verfügen. Zur Herstellung der homöopathischen Urtinktur wird die Hundemilch mit 90-prozentigem Alkohol gemischt und anschließend filtriert. Die Herstellung weiterer Verdünnungen erfolgt durch Verschütteln mit Alkohol. Das zentrale Thema von Lac caninum ist eine gestörte Mutter-Kind-Beziehung. Ein sicheres körperliches Zeichen ist der pendelartige Seitenwechsel der Beschwerden.

Lac caninum D6

Bei: Galaktorrhoe mit starken Schmerzen; geschwollener Brust, vergrößerten Lymphknoten; sehr schmerzhaften Beschwerden bei Berührung, Bewegung, Erschütterung; wandernden Schmerzen, die die Seite wechseln; Gefühl wie „zerschlagen"; erneutem Milcheinschuss nach medikamentösem Abstillen.

V: durch Berührung, morgens

B: durch Kälte, Rückwärtsbeugen

Dosierung: zunächst zweistündlich, dann vierstündlich, danach dreimal täglich 5 Globuli

Pulsatilla pratensis (Wiesen-Kuhschelle oder -Küchenschelle)

Pulsatilla (siehe S. 44) hat als homöopathisches Mittel starken Einfluss auf die Hormone. In der Frauenheilkunde kommt es vor allem zu hormonellen Umbruchszeiten wie der Pubertät, Schwangerschaft, im Wochenbett, während der Stillzeit und in der Menopause zum Einsatz. Deutliche Charakteristika von Pulsatilla sind die Veränderlichkeit der Symptome und das Verlangen nach Zuwendung, Trost und Unterstützung.

Pulsatilla D12

Bei: Rückenschmerzen oder Kopfschmerzen beim Stillen oder danach; wandernden Schmerzen; Milchfluss und/oder Knoten in der Brust nach Stillzeit; depressiver Stimmung beim Stillen. Die Frau möchte, dass man sich um sie kümmert.

V: Wärme, morgens und abends

B: Trost, Bewegung im Freien, frische Luft

Dosierung: dreimal täglich 5 Globuli

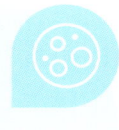

Schüßler-Salze

Zum Abstillen eignet sich besonders Nr. 10 Natrium sulfuricum D6. 2 Tabletten mehrmals täglich lutschen bis der Milchfluss versiegt. Salbe Nr. 10 kann unterstützend als Salbenlappen aufgelegt werden.

Beratungs- & Behandlungstipps

- Brust möglichst oft durch Wickel oder Auflagen kühlen (z. B. Coldpack, Enelbinpaste, Retterspitz® äußerlich, Quarkumschläge mit 5 bis 10 Tropfen Salbei-Zypressenöl Stadelmann®).
- Gegen Spannungsgefühle Frischpflanzentuch Wiesengeissbart (Fa. Alpmed, Bezug über: Christine Ambühl, www.sine-hilft) auf die Brust auflegen.
- Teemischung zum Abstillen: Salbei-, Melissen- und Pfefferminzblätter zu gleichen Teilen mischen, 2 Esslöffel der Mischung mit 1 Liter kochendem Wasser übergießen. Abgedeckt 10 Minuten ziehen lassen, abseihen. Über den Tag verteilt warm trinken.
- Speisen vorübergehend mit viel frischer Petersilie würzen, dies beschleunigt die Diurese.

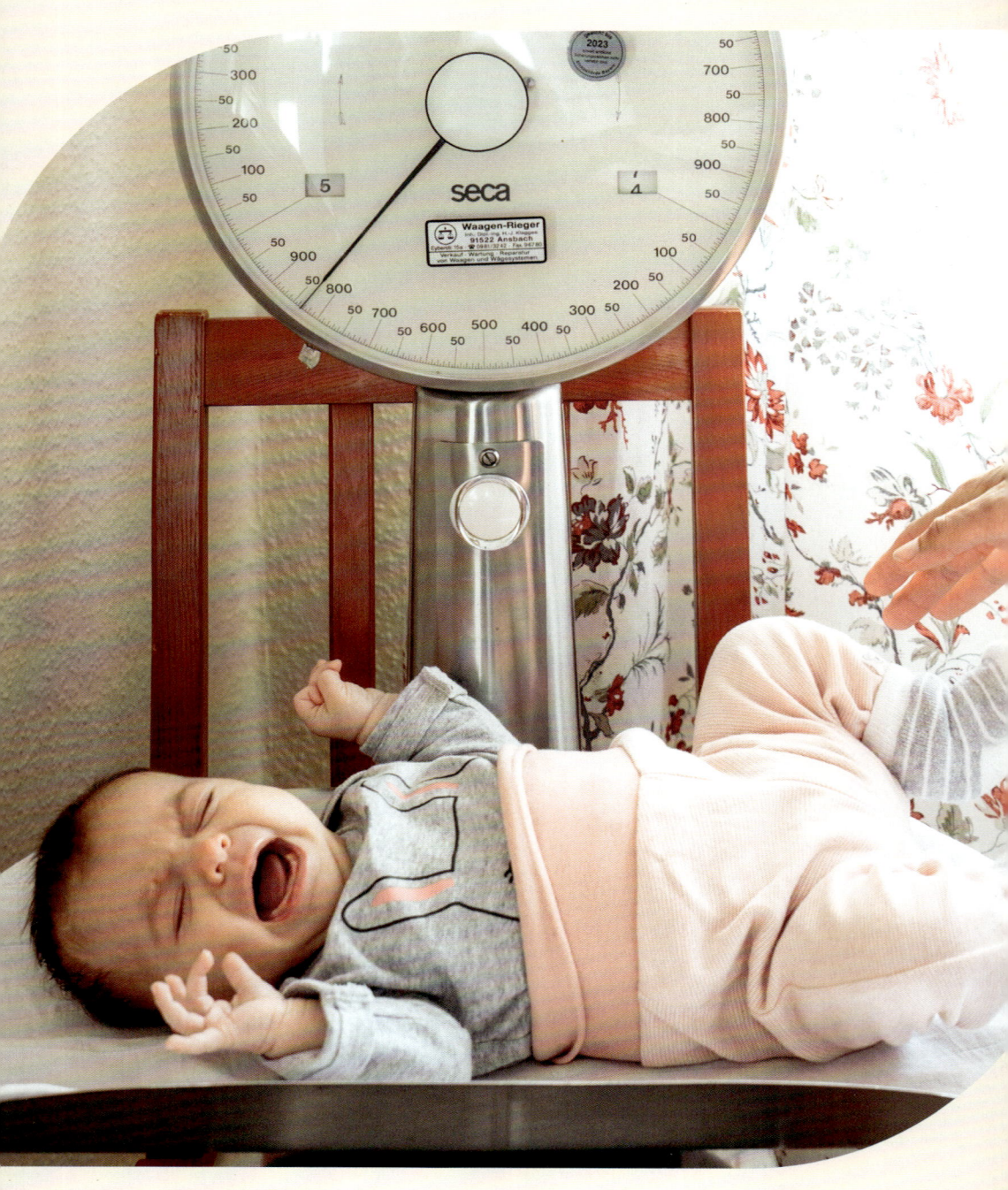

4.
Der Säugling

Die postpartalen Anpassungsvorgänge des Neugeborenen
erfordern eine fachlich aufmerksame und sorgfältige Begleitung.
Neben der medizinischen und pflegerischen Betreuung des Säuglings
ist die Hebamme auch in psychosozialen Fragen erste
Ansprechpartnerin der Eltern.

Neugeborenen-Konjunktivitis

Eine Neugeborenen-Konjunktivitis (Ophthalmia neonatorum) ist definiert als eine Bindehautentzündung innerhalb des 1. Lebensmonats. Dabei wird die infektiöse von der aseptischen Konjunktivitis unterschieden. Die Inkubationszeit liegt – je nach Erreger – zwischen wenigen Stunden und 2 Wochen. Beschwerden und Verlauf der Neugeborenen-Konjunktivitis hängen ebenfalls von der auslösenden Noxe ab. Da in einigen Fällen die Gefahr einer dauerhaften Schädigung besteht, die sogar zur Erblindung führen kann, sind eine frühzeitige und genaue Diagnostik sowie eine gezielte Behandlung dringend geboten.

Ursachen

- Bakterien, z. B. Chlamydia trachomatis, Haemophilus influenzae, Staphylococcus aureus, Streptococcus pneumomiae, Pseudomonas aeruguinosa, Neisseria gonorrhoeae
- Viren, z. B. Herpes simplex, Adenoviren
- chemische Irritation, z. B. durch Silbernitrat-Tropfen
- Umwelteinflüsse wie Staub, Rauch, Kälte, UV-Strahlung, Wind
- Allergene wie Tierhaare, Sporen, Hausstaubmilben etc.
- Tränengangstenose

Symptome

- Reizung, Rötung des Auges/der Augen
- geschwollene, verklebte Augenlider; Auge sieht wie geschlossen aus
- Schwellung der Bindehaut
- Lichtempfindlichkeit
- erhöhter Tränenfluss
- Weißlicher Sekretausfluss, der Schleim, Eiter oder beides enthalten kann.
- eitergefüllte Bläschen um das Auge herum (bei Virusinfektion)

Maßnahmen

- Auf eine gute Händehygiene (der ganzen Familie) achten. Cave: mögliche Infektionsgefahr, insbesondere bei eitrigem Auge und Verdacht auf Gonoblenorrhoe
- Hand-Augen-Kontakt beim Kind vermeiden oder nach Kontakt sofort Hände reinigen.
- Separate (Einmal-)Hygieneartikel verwenden und nach Gebrauch wegwerfen.
- Bei Sekretion ohne Beteiligung der Bindehaut: Geschlossenes Auge mindestens einmal täglich mit sterilem Tupfer und steriler Kochsalzlösung 0,9 Prozent von außen nach innen und ohne Druck reinigen.
- bei starker Reizung der Bindehaut: Weiterleitung an Pädiater zur Keimbestimmung und Antibiose

Neugeborenen-Konjunktivitis: Ursachen, Beginn, Sekretion

Ursache	Beginn	Sekretion
chemische Irritation z. B. nach Gabe von Silbernitrat-Tropfen	nach wenigen Stunden	wässrig bis schleimig
Tränengangstenose	1. bis 3. Lebenstag	schleimig-gelblich
Neisseria gonorrhoeae	2. bis 4. Lebenstag	akut eitrig, mit starken Ansammlungen unter den Lidern (Cave: Infektionsgefahr!)
andere Bakterien z. B. Staphylococcus aureus, Streptococcus pneumomiae, Pseudomonas aeruguinosa etc.	4. bis 5. Lebenstag	schleimig-eitrig
Chlamydia trachomatis	5. bis 14. Lebenstag	zäh-schleimig bis eitrig
Herpes-simplex-Viren	5. bis 7. Lebenstag	wässrig mit Beteiligung der Lidränder und Hornhaut

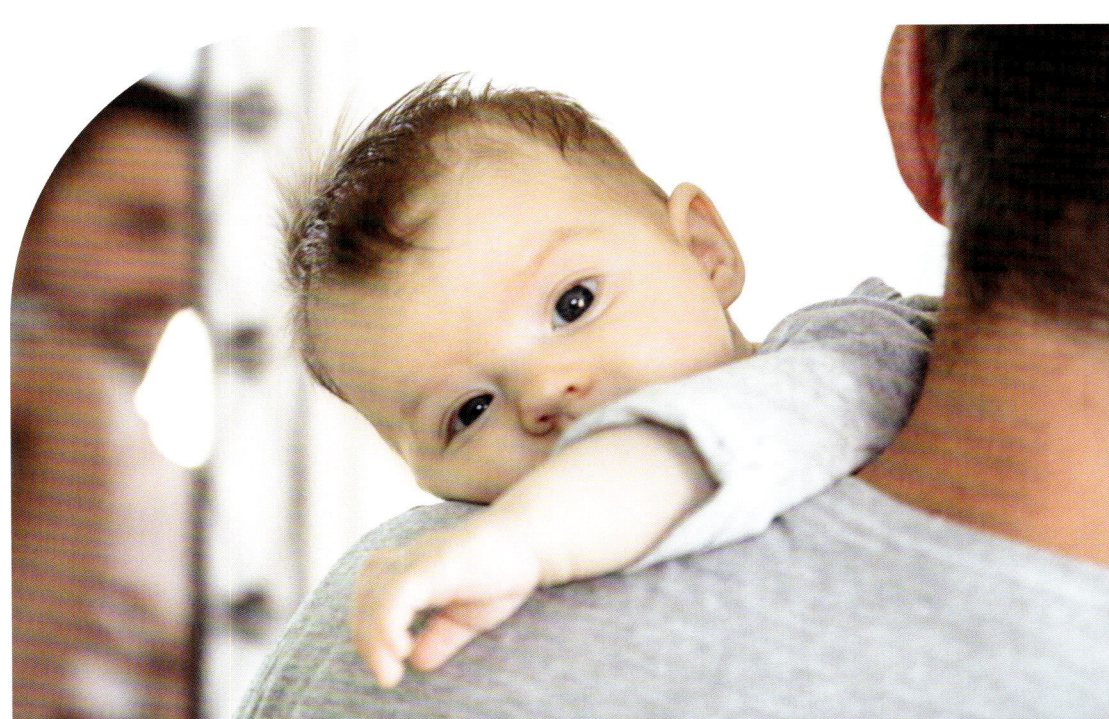

Homöopathische Arzneimittel

Euphrasia officinalis (Augentrost)

Euphrasia, der Augentrost, ist ein bis zu 25 cm hohes Gewächs aus der Familie der Rachenblütler. Die hübsch anzusehende Pflanze gedeiht in Europa auf Wiesen bis in Höhenlagen von etwa 2.300 m. Die hübschen, kleinen weißen Euphrasia-Blüten haben feine violette Längsstriche und einen strahlend gelben Fleck, während es aus dem Inneren der Blüte dunkel schimmert. Diese anmutige Blütenzeichnung wurde früher als ein leuchtendes Auge mit Pupille und Wimpern gedeutet. Dementsprechend wird Euphrasia in der traditionellen Medizin seit Jahrhunderten bei Augenleiden eingesetzt. In der Homöopathie gilt Euphrasia ebenfalls als wichtiges Arzneimittel zur Behandlung von Augenentzündungen und Reizzuständen, die durch eine Viren- oder Bakterieninfektion, eine Allergie oder Verletzung ausgelöst wurden. Bei einer bakteriellen Infektion oder Verletzungen des Auges sollte allerdings ein Arzt über die Therapie entscheiden.

Euphrasia D12

Bei: Konjunktivitis; zu Anfang trockenem, später wundmachendem, wässrigem Tränenfluss – Beschwerden vor allem bei Wind; Juckreiz der Augen; rot geschwollener Lidrandentzündung; starker Lichtempfindlichkeit.
V: Licht, im warmen Zimmer
B: Kälte, Dunkelheit
Dosierung: Zweimal täglich je 1 Globulus in die Wangeninnentasche des Babys geben.

Mercurius solubilis hahnemanni (Quecksilber)

Dieses homöopathische Einzelmittel ist eines der von Hahnemann selbst entwickelten Homöopathika. Um die unerwünschten Nebenwirkungen des toxischen Quecksilbers zu minimieren, löste er es in Salpetersäure auf und verwendete nur das ausfallende Pulver. In homöopathischen Dosen ist das Mittel sogar für Babys vollkommen ungefährlich. Bis ins 19. Jahrhundert galt es unverdünnt als wirksame Medizin gegen Syphilis und diverse „Frauenleiden". In der Natur kommt das Ausgangsmaterial hauptsächlich in Zinnober vor, einem Erz, das in der Nähe von Vulkanen und heißen Quellen zu finden ist.

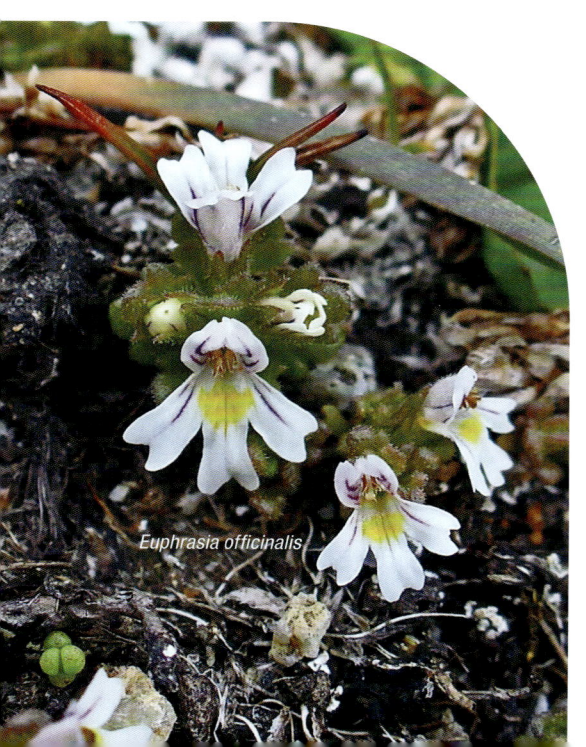
Euphrasia officinalis

Mercurius solubilis D12

Bei: eitriger Augenentzündung mit gelblichem, brennendem, scharfem Sekret;
trockenem Sekret im Augeninnenwinkel;
Stenose des Tränengangs; rasch schwitzendem, „unzufriedenem" Kind; starken
Ausscheidungen, die schlecht riechen und
wund machen.

V: Kälte und Wärme, Bettwärme, nachts,
Berührung

B: Ruhe, gleichmäßige Temperaturen

Dosierung: Zweimal täglich je 1 Globulus
in die Wangeninnentasche des Babys
geben.

Silicea terra (Kieselsäure)

Silicea (siehe S. 99) ist ein wichtiges homöopathisches Arzneimittel, das vor allem
unterstützend zur Behandlung von eitrigen
Entzündungen der Haut und Schleimhäute
eingesetzt wird – etwa bei Akne, Furunkeln
und Abszessen sowie eitrigen Mittelohr-,
Mandel-, und Nasennebenhöhlenentzün-
dungen. Zum Einsatz kommt es auch bei
eitrigen Augenentzündungen. Silicea sollte
eingesetzt werden bei Eiterungsneigung
und schlechter Heilungstendenz.

Silicea D12

Bei: Stenose des Tränengangs und begleitender Konjunktivitis mit schleimig-gelbem
Sekret; verkrustetem Auge.

V: Kälte, Wind

B: Wärme, warmes Einhüllen

Dosierung: Zweimal täglich je 1 Globulus
in die Wangeninnentasche des Babys
geben.

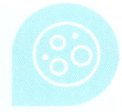

Schüßler-Salze

Die Art der Konjunktivitis ist hier maßgeblich. Die Auswahl der Schüßler-Salze
richtet sich danach.

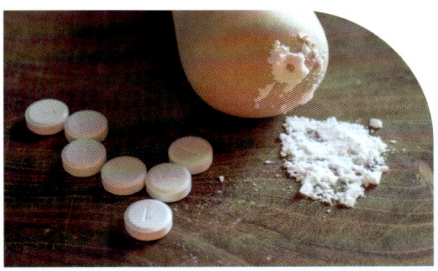

*Brei-Methode und weitere Tipps
zur Einnahme*

Die Salze werden am besten über
die „Brei-Methode" verabreicht.
Dabei löst man die Tablette als Brei
und streicht diesen in die Wangeninnentasche des Babys oder trägt ihn
vor dem Stillen auf die Brustwarze
auf. Alternativ kann das Mittel auch
mit dem Fläschchen gegeben werden.
Außerdem kann dem Baby eine „Heiße
X" löffel- bzw. schluckweise mit
einem Plastik- oder Hornlöffel (kein
Metall) vorsichtig eingeflößt werden.
In der Stillzeit ist es oft ausreichend,
wenn die Mutter die Schüßler-Salze
einnimmt und der Säugling diese über
die Muttermilch aufnimmt.

- Bei akuter/allergischer Konjunktivitis:
Zuerst sollte die allergische Komponente
abgeklärt werden. Ansonsten wird die
allergische Konjunktivitis behandelt
wie die akute. Die Behandlung sollte
möglichst zu Beginn der Beschwerden
einsetzen, wenn alles gerötet ist und
sich überwärmt anfühlt. Hier empfiehlt
sich Nr. 3 Ferrum phosphoricum D12:
Dreimal 1 Tablette über den Tag verteilt
lutschen. Für die Behandlung des
Säuglings die Tablette in gelöster Form
als Tablettenbrei in die Wangeninnentasche streichen.
- Bei subakuter Konjunktivitis:
Bei diesem Krankheitsbild ist das Auge
gerötet und mit weißen klebenden
Belägen verklebt. Es lässt sich morgens
oder nach dem Schlafen schwer öffnen,
Schüppchen kleben in den Wimpern.
Folgendes Schüßler-Salz schafft hier
Abhilfe: Nr. 4 Kalium chloratum D6:
Dreimal täglich 1 Tablette für den
Säugling in gelöster Form als Tab-
lettenbrei in die Wangeninnentasche
streichen. Alternativ kann die stillende
Mutter die Schüßler-Salze zur Behand-
lung ihres Kind vor dem Stillen zu sich
nehmen. Hier am besten vom gewählten
Schüßler-Salz zweimal täglich je
5 Tabletten auflösen.
- Bei Lidrandentzündung:
Hier beschränkt sich die Entzündung
am Auge auf den Lidrand. Es kommt zu
weißlichen Verklebungen der Lider. Das
Schüßler-Salz der Wahl ist bei diesen
Beschwerden: Nr. 4 Kalium chloratum
D6: Zweimal 1 Tablette für den Säugling

in gelöster Form als Tablettenbrei in die
Wangeninnentasche streichen.
- Bei morgens verklebten Augenlidern:
Nr. 9 Natrium phosphoricum D6:
Morgens 1 Tablette zur Behandlung des
Säuglings in gelöster Form als Tabletten-
brei in die Wangeninnentasche streichen.
Nr. 6 Kalium sulfuricum D6: Abends
1 Tablette dem Säugling in gelöster Form
als Tablettenbrei in die Wangeninnen-
tasche streichen.
Die Salben Nr. 9 und Nr. 6 können sanft
mit einem Wattestäbchen am unteren
Lidrand aufgebracht werden. Morgens
Salbe Nr. 9, abends Salbe Nr. 6
verwenden.
- Bei Tränengangstenose:
Nr. 1 Calcium fluoratum D12: Zweimal
1 Tablette morgens und vormittags dem
Säugling verabreichen. Außerdem: Nr. 4
Kalium chloratum D6: Zweimal täglich
1 Tablette mittags und abends jeweils
als Tablettenbrei in die Wangeninnen-
tasche streichen.
- Gegen das eitrige Sekret:
Nr. 9 Natrium phosphoricum D6 im
Wechsel mit Nr. 11 Silicea D12: Zweimal
täglich 1 Tablette jeweils als Tabletten-
brei in die Wangeninnentasche streichen.
(Dies absorbiert nach Dr. Schüßler den
Eiter, der keinen Abfluss hat.) Außerdem:
Zweimal täglich Nasenreflexzonenbe-
handlung mit Salbe Nr. 1 im Wechsel mit
Salbe Nr. 11 durchführen.

Tipp: Sofern die Mutter stillt, sollten die gleichen Schüßler Salze für Mutter und Kind verwendet werden. Die Praxiserfahrung zeigt, dass dies den Heilungserfolg sehr positiv beeinflusst.

Die Mutter kann zusätzlich mit Salbe Nr. 8 mithilfe zweier Finger in kleinen Kreisbewegungen die Nasenwurzel des Kindes massieren (Nasenreflexzonenbehandlung).

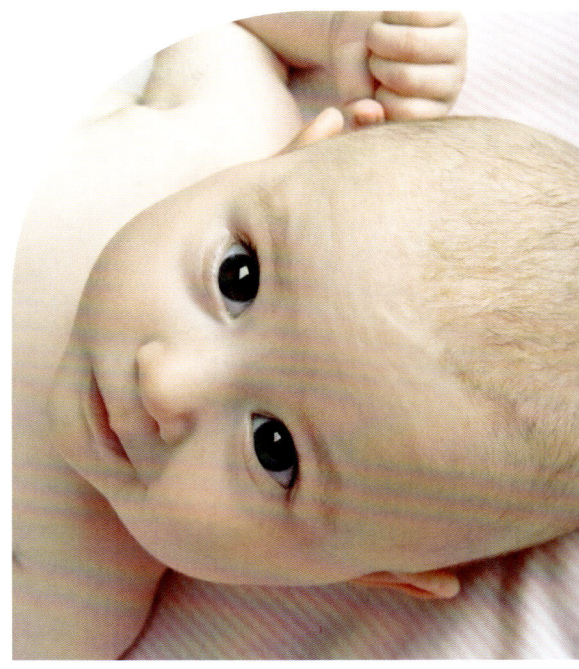

Beratungs- & Behandlungstipps

- Augen zweimal täglich mit Rosenhydrolat (von Stadelmann, alkoholfrei, mit Sterilfilter) und sterilen Kompressen reinigen.
- Euphrasia Augentropfen (Einzeldosispipetten von Wala) bei eitrigem Sekret im Wechsel mit Calendula Augentropfen D4 (Weleda) anwenden.
- Bei trockener Bindehautentzündung und stark krustigem Sekret Mercurialis Augentropfen (Einzeldosispipetten von Wala) verwenden.
- Bei Tränengangstenose: Tränenkanäle sanft an der Nasenwurzel massieren. Dabei das Tränensäckchen mit sanftem, aber nicht zu leichtem Druck mit der Fingerbeere des kleinen Fingers oder Zeigefingers vom inneren Lidwinkel zur Nasenöffnung hin ausstreichen. Drei- bis viermal täglich 10 Massagestriche am betroffenen Auge.

Bitte beachten

Augentropfen
richtig anwenden

Hände vor der Anwendung gründlich reinigen. Mit der Tropferspitze weder das Auge, die Wimpern noch andere Verunreinigungsquellen berühren, um das sterile Arzneimittel nicht mikrobiell zu kontaminieren. Bevorzugt Einzeldosispipetten verwenden, Mehrdosenpackungen immer nur an einem Kind anwenden. Nach der Anwendung Hände desinfizieren.

Kindliches Geburtstrauma

Ein Geburtstrauma umfasst physische und/oder psychische Beeinträchtigungen, die auf das Geschehen im Verlauf des Geburtsprozesses zurückzuführen sind.

Ursachen

- Geburtskomplikationen, z. B. sehr rascher oder äußerst langwieriger Geburtsverlauf
- (vaginal-)operative Geburtsbeendigung
- invasive medizinische Eingriffe
- Einsatz von Schmerzmitteln und Narkotika unter der Geburt
- Geburtsverletzungen
- gestörte Bondingprozesse

Symptome

- Regulationsstörungen: Schreckhaftigkeit, Übererregbarkeit, exzessives Schreien, gestörter Schlaf-Wach-Rhythmus, hoher Muskeltonus, schlechtes Trinkverhalten
- verzögerte körperliche, seelische, soziale und motorische Entwicklung

Maßnahmen

- intensive Zuwendung, Stärkung der Eltern-Kind-Beziehung
- Aufklärung der Eltern über Bedeutung und Entstehung eines Geburtstraumas sowie über den Umgang damit
- ggf. Familienhebamme, pädiatrische Ergotherapeutin oder Psychologin hinzuziehen

Homöopathische Arzneimittel

(Siehe auch Kapitel „Traumatische Geburts- und Schockerlebnisse", S. 86)

Arnica montana (Bergwohlverleih)
Arnica gilt als das Wundheilmittel schlechthin. Es wird bei stumpfen Gewebeverletzungen, insbesondere mit Schwellung und Bluterguss, aber auch bei Zerrungen, Verstauchungen, Frakturen, Quetschungen, Kopfverletzungen und Gehirnerschütterung sowie bei Schock angewandt. Nach Operationen und zahnärztlichen Eingriffen, wenn es zu einer Nachblutung, Schwellung und zu Schmerzen kommt, hat es sich ebenfalls bewährt.

Arnica D6
Bei: Geburtsverletzungen, z. B als Folge einer operativen Geburtsbeendigung; Hämatom, Ödem des verletzten Bereichs, z. B. zur Unterstützung der Resorption bei Kephalhämatom; verletzungsbedingten Schreck- und Schockfolgen; unruhigem, erschrocken wirkendem Neugeborenen.
V: Berührung, Bewegung, Erschütterung
B: Ruhe, Liegen
Dosierung: dreimal täglich 1 Globulus bis zum Abheilen der Verletzung

Hypericum perforatum (Johanniskraut)

Das goldgelb blühende Johanniskraut gedeiht in allen gemäßigten Klimazonen an sonnigen bis halbschattigen Standorten auf trockenen Böden. Seine leuchtenden Blütenblätter erscheinen bei näherer Betrachtung ein wenig wie durchlöchert („perforiert"), doch sind dies die kleinen Öldrüsen der Pflanze mit ihrem Wirkstoff Hypericin. Zerreibt man die Blättchen, hinterlässt das Öl eine blutrote Farbe (Rotöl) an den Fingern. Die phytotherapeutische Anwendung von Johanniskrautpräparaten bei seelischen Verstimmungen und Depressionen hat mittlerweile auch Einzug in die Schulmedizin gehalten. Die homöopathische Verwendung des echten Johanniskrauts unterscheidet sich jedoch davon: Hier wird Hypericum vorrangig bei Verletzungen eingesetzt, besonders wenn nervenreiches Gewebe betroffen ist. Dann hilft Johanniskraut den Wundschmerz zu reduzieren und fördert gleichzeitig den Heilungsprozess.

Hypericum D6

Bei: Nervenverletzungen durch Geburtsverletzung, wie z. B. Erb'sche Lähmung, Armplexusparese; Schnitt- und Stichwunden; Quetschungen, Prellungen, Stauchungen; Gehirnerschütterung. Begleitend zu anderen Therapieverfahren, um die Erholung des Nervengewebes zu unterstützen.
V: Feuchtigkeit, Nebel
B: keine Angaben
Dosierung: dreimal täglich 1 Globulus bis zum Abheilen der Verletzung

Magnesium carbonicum (Basisches Magnesiumcarbonat)

Magnesiumcarbonat (auch: Magnesia alba) ist zusammen mit Calciumcarbonat (Kalk) für die Wasserhärte verantwortlich und Hauptbestandteil vieler Mineral- und Heilwässer. In der Lebensmittelindustrie wird das weiße Pulver vor allem als Säureregulator oder Trennmittel (E504) eingesetzt. Kletterer und Gerätesportler halten mit Magnesia ihre Hände trocken, da es hervorragend Feuchtigkeit absorbiert. Für den Organismus ist Magnesium ein lebenswichtiger Nährstoff, denn es reguliert zahlreiche Enzymaktivitäten und spielt eine wichtige Rolle bei der Reizweiterleitung der Nerven. Es gilt als das „Anti-Stress-Mineral", weil es die Ausschüttung der Stresshormone Adrenalin und Noradrenalin hemmt.

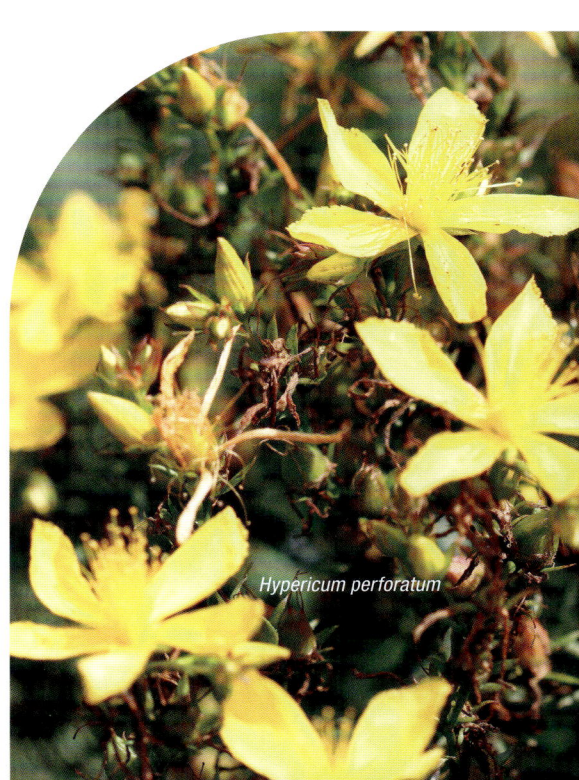

Hypericum perforatum

Magnesium carbonicum D6

Bei: nervös übererregten, schreienden Säuglingen; saurem Geruch aller Ausscheidungen; Milchunverträglichkeit bei Säuglingen und Kleinkindern; Spasmen der glatten Muskulatur; Koliken; Entwicklungsverzögerungen.

V: 3:00 bis 5:00 Uhr morgens, Verzehr von Milch

B: (Gehen) im Freien, abends

Dosierung: zweimal täglich 1 Globulus

Schüßler-Salze

Zur leichteren Überwindung des Geburtstraumas empfiehlt sich Nr. 3 Ferrum phosphoricum D12: Zweimal täglich 1 Tablette in gelöster Form als Tablettenbrei in die Wangeninnentasche des Säuglings streichen. Zusätzlich hilft Nr. 5 Kalium phosphoricum D6: Mittags 1 Tablette in gelöster Form in die Wangeninnentasche streichen. Die Anwendung sollte über mehrere Tage erfolgen.

Zur Rhythmusfindung des Säuglings nützt Nr. 2 Calcium phosphoricum D6: Morgens 1 Tablette in gelöster Form als Tablettenbrei in die Wangeninnentasche des Kindes streichen, für die stillende Mutter: Morgens als „Heiße Zwei" mit 5 Tabletten trinken. Mittags 1 Tablette Nr. 5 Kalium phosphoricum D6 in gelöster Form als Tablettenbrei in die Wangeninnentasche des Kindes streichen, für die stillende Mutter:

Mittags als „Heiße Fünf" mit 5 Tabletten trinken. Abends 1 Tablette Nr. 7 Magnesium phosphoricum D6 in gelöster Form als Tablettenbrei in die Wangeninnentasche des Kindes streichen, für die stillende Mutter: Abends als „Heiße Sieben" mit 10 Tabletten trinken. Die Anwendung sollte mindestens für 3 Wochen erfolgen.

Beratungs- & Behandlungstipps

- Babyheilbad und Heilgespräch nach Brigitte Meissner
- Emotionale Erste Hilfe, Schreibaby-Ambulanz
- Babymassage
- Craniosacraltherapie
- Osteopathie

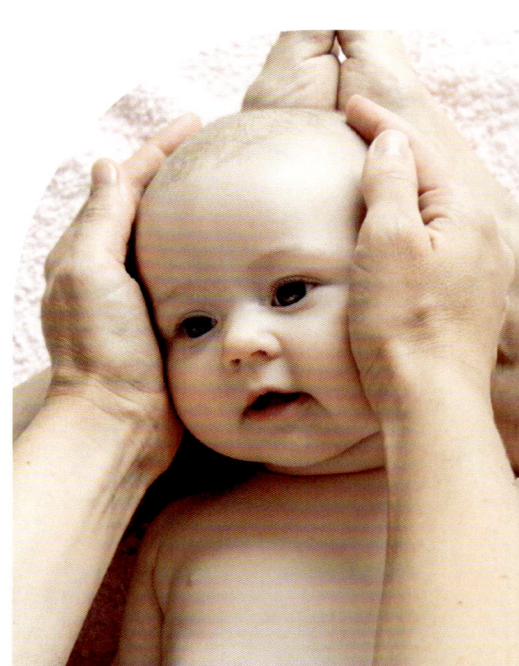

Neugeborenenikterus

Bei mehr als der Hälfte aller Neugeborenen entwickelt sich innerhalb der 1. Lebenswoche ein sichtbarer Ikterus. Häufig liegt der Gelbfärbung der Haut ein physiologischer Anstieg des Bilirubins zugrunde, der in den meisten Fällen durch eine verminderte Lebensdauer der Erythrozyten und eine verzögerte Verstoffwechselung in der noch unreifen Leber bedingt ist. Ein Anstieg des Bilirubins über altersentsprechende Normwerte hinaus sollte jedoch rasch untersucht und entsprechend therapiert werden.

Verlaufsformen des Ikterus

- *Icterus praecox:* Ein bereits am 1. Lebenstag bestehender Ikterus, das Bilirubin steigt innerhalb der ersten 36 Lebensstunden auf Werte über 12 mg/dl an. Er ist meist durch eine ABO-Blutgruppenunverträglichkeit verursacht. Er muss in der Regel gut beobachtet, aber selten therapiert werden.
- *Physiologischer Neugeborenenikterus:* Dieser tritt am 3. bis 6. Lebenstag des Säuglings auf und bildet sich bis zum 10. Lebenstag zurück.
- *Icterus gravis:* Die Bilirubinkonzentration beim reifen Neugeborenen übersteigt 20 mg/dl. Bei unreifen Neugeborenen besteht je nach Gewicht und Gestationsalter ab einer Erhöhung auf 10 mg/dl ein Icterus gravis. Eine engmaschige Überwachung aller Parameter ist notwendig wie ein frühzeitiger Therapiebeginn.

- *Icterus prolongatus:* Dies ist ein länger als 2 Wochen fortbestehender Neugeborenenikterus. Er ist in der Regel harmlos, da die Werte meist keine kritische Bilirubinkonzentration erreichen.

Ursachen

- physiologischer Neugeborenenikterus hervorgerufen durch vermehrten Fetalhämoglobin-Abbau bei noch unreifer Leberfunktion
- Muttermilchikterus, daraus resultierende Hemmung der Glukuronyltransferasen bei gestillten Neugeborenen
- Resorption von Hämatomen (z. B. bei großem Kephalhämatom)
- Morbus haemolyticus neonatorum, fetofetales Transfusionssyndrom
- Frühgeburtlichkeit
- Zustand nach Sauerstoffmangel oder Asphyxie
- Stoffwechselstörungen (z. B. Hypothyreose, α_1-Antitrypsinmangel Hypervikositätssyndrom Hkt $\geq$ 65 Prozent)
- Mekoniumileus, extrahepatische Cholestase (z. B. bei Gallengangsatresie)
- Hepatitis (z. B. Virushepatitis, Riesenzellhepatitis oder Hepatitis bei Neugeborenensepsis)
- Diabetes mellitus der Mutter

Symptome

- gelbes Hautkolorit, Gelbfärbung der Skleren (Cave: Neugeborene asiatischer oder afrikanischer Herkunft)
- Braunfärbung des Urins
- helle Stühle
- Schläfrigkeit, Lethargie
- Trinkschwäche
- grelles Schreien

Maßnahmen

- Blickdiagnostik bei gutem Licht
- photometrische transcutane Bilirubin-messung (tcB) auf der Stirn
- Bei Verdacht sofort Serumbilirubin-Kontrolle veranlassen, ggf. Weiterleitung an Pädiater.
- Ggf. stationäre Phototherapie durchfüh-ren, um einen Anstieg der Bilirubinkon-zentration im Blut zu verhindern.
- Kind warm halten
- regelmäßige und engmaschige Muttermilch- oder Flüssigkeitsgabe

Bitte beachten

Gefahr für die
Blut-Hirn-Schranke

Ohne Therapie kann ein schwerer Ikterus zum Kernikterus führen, bei dem es durch das Bilirubin zu irreversibler toxischer Schädigung von Basalganglien und Hirnnervenkernen des Neugeborenen kommen kann.

Homöopathische Arzneimittel

Carduus marianus
(Silybum marianum, Mariendistel)
Die Mariendistel ist eine bis zu 1,5 m hoch wachsende Pflanze aus der Familie der Korbblütler. Von Juni bis September zeigt das imposante Gewächs seine violetten bis zu 4 cm großen Blütenkörbe, die grün-weiß marmorierten Blätter sind mit Dornen besetzt. Der Legende nach sollen die weißen Blattäderungen von der Milch der Jungfrau Maria stammen – daher der Name der Pflanze. Ihre leberstärkenden Eigenschaften verdankt sie einem Komplex aus 4 verschiedenen Flavonoiden, der in Anlehnung an den botanischen Namen der Mariendistel Silymarin genannt wird. Dieser schützt die Leberzellen vor Giften und regt zugleich die Regeneration von Leberzellen an. Zur Herstellung des ho-möopathischen Arzneimittels werden die im Spätsommer geernteten getrockneten, reifen Samen verwendet.

Carduus marianus D12
Bei: Ikterus; akuten und chronischen Gallenerkrankungen; Hepatitis; Fettleber; Leberzirrhose; Aszites; Pfortaderstauun-gen; Übelkeit, Brech- und Würgereiz; Appe-titlosigkeit; Verstopfung und kolikartigen Bauchschmerzen, die durch eine gestörte Leberfunktion verursacht werden.
V: keine Angaben
B: keine Angaben

Dosierung: Zweimal täglich je 1 Globulus in die Wangeninnentasche des Babys geben.

Natrium sulfuricum (Glaubersalz)

Das Natriumsalz der Schwefelsäure, auch schwefelsaures Natron oder Glaubersalz genannt, wurde im 17. Jahrhundert vom Chemiker Johann Rudolph Glauber als ein salzig schmeckendes Element im Mineralwasser entdeckt. Das Mineral wirkt auf die Leber, das zentrale Nervensystem und die Atemwege. In der Natur findet es sich sowohl im Meerwasser als auch in Salzseen und mineralischem Quellwasser. Große Vorkommen, die durch Ausfällung entstanden sind, finden sich z. B. im Neusiedler See in Österreich, im türkischen Van-See oder im kenianischen Elmenteitasee.

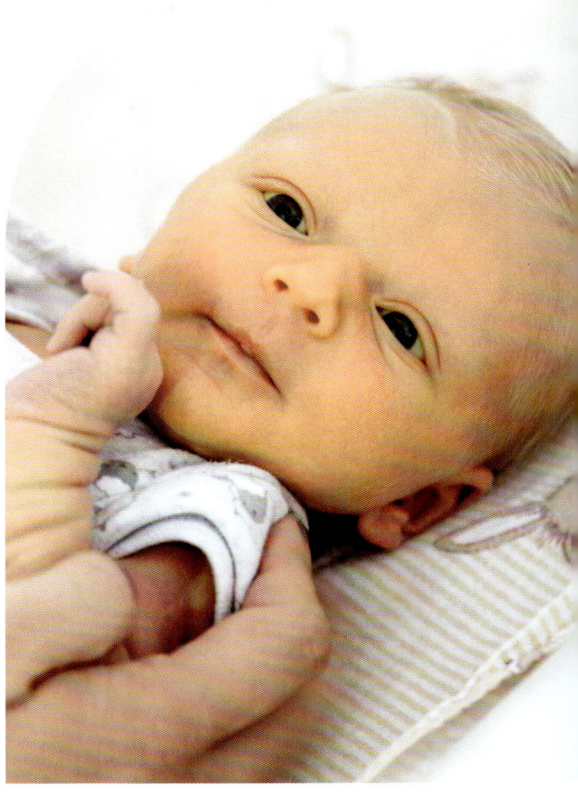

Natrium sulfuricum D12

Bei: hartnäckiger Gelbsucht, auch begleitend zur Phototherapie; Erkrankungen der Leber und Gallenblase; kindlichem Asthma – die Anfälle treten vor allem frühmorgens auf und sind mit großen Schmerzen verbunden.
V: feuchtes Wetter, Nebel, Nähe von Wasser
B: trockenes Wetter, nach Stuhlgang
Dosierung: Zweimal täglich je 1 Globulus in die Wangeninnentasche des Babys geben.

Lycopodium clavatum (Bärlapp)

Lycopodium (siehe S. 67) ist ein wichtiges „Ausscheidungsmittel". Es kommt häufig bei akuten Leber-, Gallen- und Nierenbeschwerden sowie bei Infekten der oberen und unteren Luftwege zum Einsatz.

Lycopodium D6

Bei: Ikterus prolongatus – das Kind schreit dabei sehr viel, meist ab 16:00 Uhr bis spät in die Nacht, begleitet von Stirnrunzeln; Meteorismus vor und nach dem Stuhlgang, nach den Mahlzeiten. Blähungsabgang und Aufstoßen bringen nur kurzfristig Besserung.
V: 16:00 bis 20:00 Uhr, morgens, Wärme
B: Bewegung, warmes Essen
Dosierung: Zweimal täglich je 1 Globulus in die Wangeninnentasche des Babys geben.

Schüßler-Salze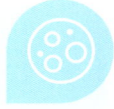

Bei Neugeborenenikterus eignet sich Nr. 2 Calcium phosphoricum D6: Vormittags und nachmittags bis 15:00 Uhr 1 Tablette in gelöster Form als Tablettenbrei in die Wangeninnentasche des Kindes streichen. Außerdem hilft Nr. 10 Natrium sulfuricum D6: Dreimal täglich 1 Tablette in gelöster Form in die Wangeninnentasche des Kindes streichen. Salbe Nr. 10 bei jedem Wickeln hauchdünn im Bereich des rechten Rippenbogens einreiben.

Beratungs- & Behandlungstipps

- Maisbart-, Boldo- oder „Ikterus-Tee" (Rezept Ursula Bühring) für die stillende Mutter. Für den „Ikterustee" Schafgarben- und Tausendgüldenkraut zu gleichen Teilen mischen. Für alle Teezubereitungen gilt: 1 TL der Mischung mit 250 ml kochendem Wasser überbrühen, 5 bis 7 Minuten ziehen lassen, abseihen, den Tee über den Tag verteilt trinken.
- Taraxacum D6 Ampullen (DHU): Einmal täglich den Inhalt einer Ampulle in der Lebergegend des Kindes einmassieren.
- Salbenläppchen mit Kupfersalbe rot (Wala): Über Nacht auf die Leber des Kindes auflegen, mit Heilwolle bedecken und fixieren (Schal, Body, Mullwindel etc.).
- Hepatodoron® Tabletten (Weleda): Ein- bis dreimal täglich 1/2 Tablette zerdrücken und mit etwas Muttermilch, Wasser oder Tee verabreichen.
- Kurkuma-Wickel: 1 TL Kurkumapulver bio mit 1 EL Mandelöl verrühren und auf das Hautareal über der Leber auftragen. Zum Schutz der Kleidung mit Mullkompresse und Heilwolle oder Schal abdecken, Kurkuma ist stark färbend! Den Wickel morgens und abends anlegen, jeweils 10 Minuten einwirken lassen, anschließend mit warmem Wasser abwaschen.

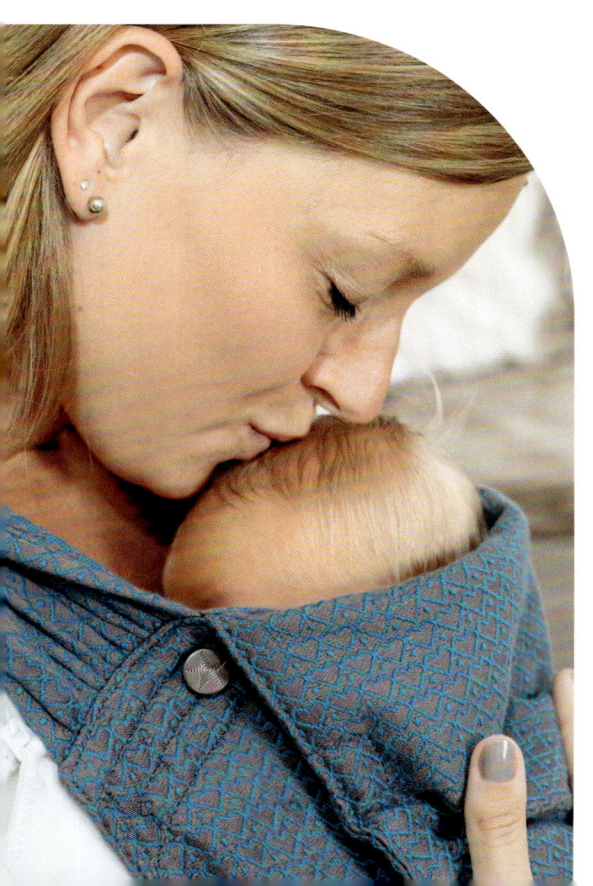

Nabelinfektion

Schwerwiegende Nabelinfektionen sind in unseren Breitengraden heute selten. Doch in manchen Fällen trocknet der Nabel nicht aus, sondern sondert auch noch Wochen nach Abfall des Nabelschnurrestes Exsudate ab.

Ursachen

- Hygiene- und Pflegefehler
- Besiedelung mit pathogenen Keimen
- Nabelgranulom oder -gangrän
- Urachusfistel
- Persistenz des Ductus omphaloentericus

Symptome

- ringförmige Rötung um den Nabel, Schwellung des Nabelgrunds und der angrenzenden Bauchhaut
- Nässen, Schmieren
- eitrige Infiltration
- übler Geruch
- Schmerzen bei Berührung
- Bildung von Granulationsgewebe
- Fieber; Cave: Sepsis!

Maßnahmen

- Händehygiene beachten
- Nabelschnurrest sauber und trocken halten, offene Nabelpflege
- regelmäßige Reinigung mit abgekochtem Wasser oder NaCl, bei Bedarf Octenisept
- ggf. Behandlung mit entzündungshemmendem Wundpuder
- Bei Infektion an Pädiater weiterleiten.

Homöopathische Arzneimittel

Calendula officinalis (Ringelblume)
Seinen Namen „Ringelblume" (siehe auch S. 55) verdankt das sonnig blühende Heilkraut den ringförmig zusammengekrümmten Einzelfrüchten im Inneren seiner Fruchtstände. Im Mittelalter galt die Ringelblume als heilig. Nebenbei wurde sie für so manchen Liebeszauber eingesetzt: Pflanzte ein Mädchen die Blume in die Fußspuren des Geliebten, musste er – ob er wollte oder nicht – für immer zu ihr zurückkommen. In der Medizin nutzt man vor allem die granulationsfördernden Eigenschaften: Wunden heilen schneller, die Haut regeneriert sich leichter. Bei lokaler Anwendung besitzt die Pflanze zudem eine entzündungshemmende, abschwellende, keimtötende und reizlindernde Wirkung. Ihre Fähigkeit, verletztes oder entzündetes Gewebe bei guter Verträglichkeit zu regenerieren, macht die Ringelblume zu einem unentbehrlichen Helfer bei Hautschäden aller Art.

Calendula D6

Bei: schmierigem, „suppendem" Nabel; Wundheilungsstörungen; oberflächlichen Geburtsverletzungen; Windeldermatitis; zu Entzündung neigender Haut.

V: feuchtes, wolkiges Wetter, kalte Luft, Trinken

B: keine Angaben

Dosierung: Zwei- bis dreimal täglich je 1 Globulus in die Wangeninnentasche des Babys geben.

Calcium carbonicum (Austernschalenkalk)

Das homöopathische Mittel Calcium carbonicum Hahnemanni wird aus der mittleren Schicht der Austernschale gewonnen. Samuel Hahnemann selbst sah in dieser Verbindung zwischen der harten Schale und dem weichen Moluskenkörper behütende „mütterliche" Eigenschaften: Denn sie stellt eine schützende Abgrenzung zwischen innen und außen dar und verfügt über die Fähigkeit, einen störenden Eindringling – hier das Sandkorn – zu umschließen und in eine kostbare Perle umzuwandeln. Auch der Nabel bildet eine Grenze zwischen Außen- und Innenwelt, weswegen das Mittel bei Nabelproblemen hilfreich zum Einsatz kommen kann.

Calcium carbonicum Hahnemanni D12

Bei: wundem, leicht blutendem Nabel; Gewebswucherungen; Nabelgranulom; schnell schwitzendem Kind – besonders an Händen und Füßen sowie im Nacken.

V: feuchtes, kaltes Wetter, körperliche Anstrengung

B: Wärme

Dosierung: Zweimal täglich je 1 Globulus in die Wangeninnentasche des Babys geben.

Silicea terra (Kieselsäure)

(Siehe auch S. 99)

Kieselsäure kommt in allen Bindegeweben des menschlichen Organismus vor. Am höchsten ist die Konzentration in embryonalen Geweben wie der Nabelschnur sowie in Geweben mit geringem Stoffwechsel, wie z. B. der Epidermis, den Haaren und Nägeln. Störungen des Kieselsäurestoffwechsels machen sich häufig in überschüssigen Gewebsneubildungen bemerkbar, etwa bei Fibrosen, Keloiden, Furunkeln, Abszessen etc.

Silicea D12

Bei: anhaltender Entzündung mit Exsudaten; verzögerter Wundheilung; Eiterbildung bei bereits kleinen Verletzungen; Keloidbildung. Wirkt besonders gut bei blassen, schmächtigen, durchscheinenden Kindern.

V: Kälte, Wind

B: Wärme, warmes Einhüllen

Dosierung: Zweimal täglich je 1 Globulus in die Wangeninnentasche des Babys geben.

Thuja occidentalis (Lebensbaum)

Der abendländische immergrüne Lebensbaum, Thuja occidentalis, gehört zur Familie der Zypressengewächse und ist in ganz Europa verbreitet. Man kennt ihn aus Parkanlagen, von Friedhöfen und Gartenhecken. Lebensbäume strömen einen starken herb-krautigen Duft aus, der durch die enthaltenen ätherischen Öle entsteht. Diese finden sich in unterschiedlichen Konzentrationen in allen Pflanzenteilen und können bei Berührung Hautreizungen auslösen. Hauptbestandteil des ätherischen Öles ist das Thujon. Da der Ölgehalt im Frühjahr am höchsten ist, stellt man das homöopathische Mittel Thuja occidentalis aus Blättern und Zweigen her, die zur Blütezeit gesammelt werden. Entsprechend der Reizwirkung auf Haut und Schleimhäute wird Thuja vor allem gegen dermatologische Beschwerden wie weiche, fleischige, oft auch pigmentierte Warzen, Ekzeme, Papeln, Knötchen oder Gangräne eingesetzt.

Thuja D6

Bei: wundem und gerötetem Nabel, der unangenehm riecht; dicken, grünlich-gelben Absonderungen mit Krustenbildung; begleitenden Blähungen und Schlafproblemen.
V: feuchte Kälte, 16:00 bis 4:00 Uhr
B: Wärme
Dosierung: Zweimal täglich je 1 Globulus in die Wangeninnentasche des Babys geben.

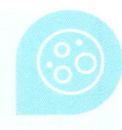

Schüßler-Salze

Als Mittel der Wahl empfiehlt sich Nr. 3 Ferrum phosphoricum D12: Dreimal täglich 1 Tablette in gelöster Form als Tablettenbrei in die Wangeninnentasche des Kindes streichen; bei jedem Windeln Salbe Nr. 3 vorsichtig einklopfen. Bei einer Nabelbettentzündung mit Granulombildung hilft

Nr. 4 Kalium chloratum D6. Dreimal täglich 1 Tablette in gelöster Form als Tablettenbrei in die Wangeninnentasche des Kindes streichen; bei jedem Windeln Salbe Nr. 4 vorsichtig einklopfen oder einen Salbenlappen mit Salbe Nr. 4 auflegen. Außerdem Nr. 11 Silicea D12 abends 1 Tablette in gelöster Form als Tablettenbrei in die Wangeninnentasche des Kindes streichen und beim Windeln Salbe Nr. 11 vorsichtig einklopfen oder einen Salbenlappen mit Salbe Nr. 11 auflegen.

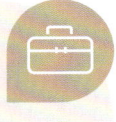

Beratungs- & Behandlungstipps

- Nach der Reinigung den Nabel mit verdünntem Lavendelöl (1 bis 2 Tropfen Oleum Lavandula angustifolia, 10 Tropfen abgekochtes Wasser) oder verdünnter Calendula- Essenz abtupfen.
- Nabelstumpf mehrmals täglich mit Rosenhydrolat (Stadelmann) besprühen und trocknen lassen. Danach mit Heilwolle umwickeln.
- Mit Wecesin® Pulver (Weleda) mehrmals täglich dünn bepudern, einmal täglich von Puderresten reinigen (s. o.).
- Alternativ mehrmals täglich mit Goldsiegelwurzel Pulver-Extrakt (Hydrastis canadiensis) bestreuen.

Neugeborenenakne und Milien

Die Neugeborenenakne ist eine leichte Funktionsstörung der Talgdrüsenfollikel mit Knötchen- und Pustelbildung sowie nicht entzündlichen geschlossenen Komedonen. Etwa 20 Prozent aller Neugeborenen sind davon betroffen, mit einer Geschlechterverteilung von 4:1 bei männlichen gegenüber weiblichen Säuglingen. Die Pickelchen zeigen sich an den Wangen, seltener auch an der Stirn, auf der behaarten Kopfhaut, an Rücken und Gesäß. Medizinisch gesehen ist die Neugeborenenakne zwar eine Form der Acne vulgaris, die jedoch meist innerhalb weniger Wochen bis Monate spontan abheilt.

Milien sind von selbst abheilende epidermale Talgretentionszysten, deren Entstehung noch immer unklar ist.

Ursachen, Symptome und Maßnahmen

	Neugeborenenakne (Acne neonatorum)	Milien (Milia neonatorum)
Ursachen	• erhöhtes Ansprechen der Talgdrüsen auf Androgene in der Neonatalperiode • passagere Erhöhung des Androgenspiegels durch mütterliche Androgene • Aktivierung der Nebennierenrinde und erhöhte testikuläre Androgenproduktion • Nebennierenhyperplasie bei adrenogenitalem Syndrom • Differentialdiagnostik: Infektion mit Malassezia furfur, daraus resultierende neonatale zephale Pustulose	• Hornzystenbildung an den Talgdrüsenausgängen • Hyperplasie der kindlichen Talgdrüsen durch Übertragung maternaler Androgene in der Fetalphase
Symptome	• Verschluss der Talgdrüsen, dadurch entstehender Sekretstau • Pustel- und Pickelbildung durch verklumpte Hornzellen in Talgdrüsenfollikeln	• harte, weiße, 1 bis 2 mm große Papeln im Gesicht (meist gehäuft an der Nase) oder auf der Mundschleimhaut (= Epstein-Perlen; Differenzialdiagnose: Soor)
Maßnahmen	• ggf. milde Antiseptika (milde Seife oder Syndet) • vorübergehend keine Creme oder Lotion auf betroffene Körperstellen auftragen • bei Superinfektion Weiterleitung an Kinderdermatologen, ggf. topisches Antibiotikum	• medizinische Maßnahmen nicht notwendig • Beratung der Eltern: nicht an den Pickelchen herumdrücken!

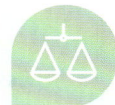

Homöopathische Arzneimittel

Calcium carbonicum Hahnemanni
(Siehe S.136)
Calciumcarbonat ist im menschlichen Organismus besonders für die Knochen und die Zähne wichtig. Es unterstützt die Abheilung von Hautkrankheiten und wirkt an der Impulsübertragung von Nerven- zu Muskelzellen. Auch die Zellmembranen werden durch Calcium carbonicum gefestigt.

Calcium carbonicum D12
Bei: geröteter, unreiner Haut auf den Wangen; „Wonneproppen" mit reichlich Appetit; saurem Aufstoßen und Erbrechen; Milchunverträglichkeit; kalten, feuchten Füßchen; partiellem Schwitzen, besonders am Kopf; saurem Körpergeruch.
V: Kälte, Nässe
B: Wärme
Dosierung: Dreimal täglich je 1 Globulus in die Wangeninnentasche des Babys geben.

Sulfur (Schwefel)
Sulfur ist eines der am meist verordneten Mittel der Homöopathie und wird gerade bei Kindern häufig verwendet. Schwefel wirkt auf den gesamten Organismus, meist auf die Haut, den Verdauungstrakt und das venöse System jedoch am stärksten. Deshalb ist Sulfur meist die erste Wahl bei Hautproblemen und Ekzemen. Das homöopathische Arzneimittel wird aus chemisch gereinigtem Schwefel gewonnen.

Sulfur D12
Bei: Neugeborenenakne an Nase und Stirn und ansonsten trockener, spröder Haut; begleitend auffälligem Körpergeruch; Rötungen und Hautauffälligkeiten an Mundwinkeln, Lippen, Ohren, Anus; Symptomen, die sich bei Kontakt mit Wasser verschlechtern.
V: Waschen und Baden, Bettwärme, in Ruhe
B: trockenes, warmes Wetter und mäßige Bewegung
Dosierung: Dreimal täglich je 1 Globulus in die Wangeninnentasche des Babys geben.

Juglans regia (Walnuss)
Die sommergrünen, breitkronigen Walnussbäume werden bis zu 30 m hoch und können bis zu 600 Jahre alt werden. Ihre Blätter haben einen hohen Tanningehalt. Außerdem enthalten sie größere Mengen des Bitterstoffes Juglon, Ascorbinsäure, Flavonoide, Phenolkarbonsäuren wie Salizylsäure und ätherische Öle. Juglon und die ätherischen Öle wirken antimykotisch.

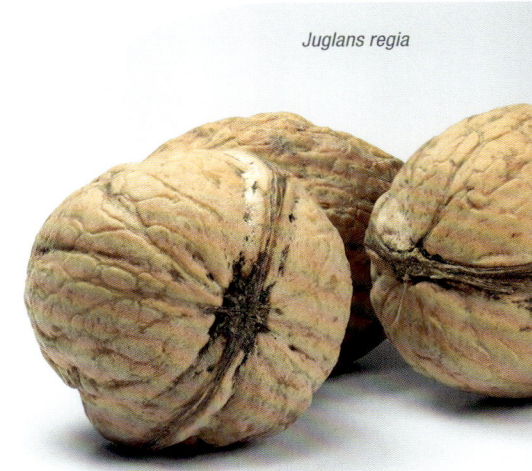

Juglans regia

Die Homöopathie nutzt zur Herstellung der Urtinktur die frischen Blätter sowie die noch grünen Nussschalen zu gleichen Teilen. Walnussextrakt wirkt auf Haut- und Schleimhaut zusammenziehend, entzündungshemmend und antiseptisch. Juglans wird deshalb bei Ekzemen, Geschwüren, infektiösen Ausschlägen und Akne angewendet.

Juglans D12

Bei: pustulösem Hautausschlag mit Juckreiz – Kind versucht sich zu kratzen, ist unruhig; Milchschorf, besonders um die Ohren herum; Ekzemen; Acne vulgaris.
V: keine Angaben
B: keine Angaben
Dosierung: Dreimal täglich je 1 Globulus in die Wangeninnentasche des Babys geben.

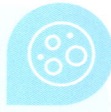

Schüßler-Salze

Hauptmittel

Das wichtigste Schüßler-Salz bei Neugeborenenakne ist Nr. 4 Kalium chloratum D6: Vormittags und nachmittags je 1 Tablette in gelöster Form als Tablettenbrei in die Wangeninnentasche streichen. Salbe Nr. 4 zweimal täglich sanft auf die Akne einklopfen.

Weitere Mittel je nach Beschwerdebild

- Bei geröteten Pusteln:
  Nr. 3 Ferrum phosphoricum D12 dreimal täglich 1 Tablette in gelöster Form als Tablettenbrei in die Wangeninnentasche des Babys streichen. Salbe Nr. 3 zweimal täglich sanft auf die entzündeten Stellen einklopfen.
- Bei eitrigen und entzündeten Pusteln:
  Nr. 9 Natrium phosphoricum D6 morgens und abends je 1 Tablette in gelöster Form als Tablettenbrei in die Wangeninnentasche streichen. Nr. 11 Silicea D12 nachmittags und zur Nacht je 1 Tablette in gelöster Form als Tablettenbrei in die Wangeninnentasche streichen. Außerdem können die Salben Nr. 9 und Nr. 11 wechselweise sanft eingeklopft werden.

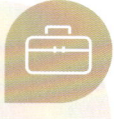

Beratungs- & Behandlungstipps

- Haut mit lauwarmem Wasser reinigen, betroffene Stellen mit einem mit Rosenhydrolat (Stadelmann) getränkten Wattepad abtupfen und antrocknen lassen.
- Pickelchen mehrmals täglich mit Muttermilch benetzen.
- Betroffene Körperpartien mit Stiefmütterchentee oder verdünnter Calendula-Essenz (Wala; 1 bis 2 TL Essenz auf 250 ml abgekochtes Wasser) abwaschen
- 1 TL Luvos Heilerde 2 hautfein mit etwas Muttermilch anrühren und als „Maske" auftragen. Augenpartie dabei großzügig aussparen, gut antrocknen lassen und mit lauwarmem Wasser abnehmen.

Nagelfalzentzündung, Paronychie

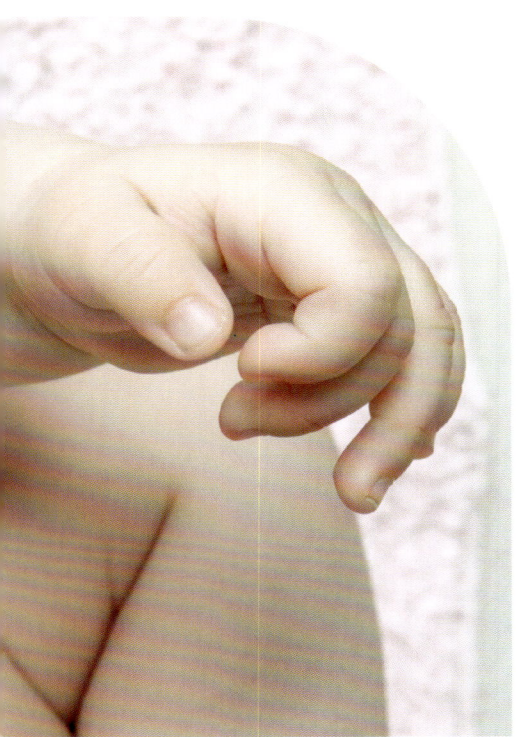

in seltenen Fällen auch Hefepilze oder Herpesviren. Kommt es zur Ausdehnung in tiefere Strukturen, kann dies zu einer raschen Weiterentwicklung der Entzündung mit Beteiligung des Bindegewebes (Phlegmone) führen. Außerdem besteht dann die Gefahr einer systemischen Infektion bis hin zur Sepsis.

Ursachen

- trockene oder geschädigte Haut
- Mikroverletzungen, Mazeration
- unreifes Immunsystem
- Verletzungen durch unsachgemäße Nagelpflege
- eingewachsene Nägel
- Atopieneigung
- Stoffwechselerkrankung (z. B. Diabetes mellitus)

Symptome

- rote Ränder um den Nagel, eventuell glänzend
- Juckreiz am Nagelbett
- lokale Überwärmung
- Schwellung im Bereich des Nagelfalzes des betroffenen Fingers oder Zehs
- ggf. Eiteransammlung oder -sekretion (Abszesse) am oder unter dem betroffenen Nagel
- Druckempfindlichkeit
- mäßige bis starke Schmerzen; das Kind ist unruhig, weint

Eine Paronychie ist eine oberflächliche Entzündung des Nagelfalzes, die sich zu einem Panaritium mit eitriger Entzündung des Nagels und des umgebenden Gewebes entwickeln kann. Allerdings kann ein Panaritium auch ohne vorhergehende Paronychie entstehen, meist infolge von Bagatellverletzungen, die durch Keimeinwanderung eine eitrige Entzündung nach sich ziehen können. Erreger sind meist Streptokokken oder Staphylokokken,

141

Maßnahmen

- Desinfektion mit Octenisept®
  Wund-Desinfektion
- Auftragen antiseptischer Salbe,
  z. B. Povidon-Jod-Salbe
- Wundverschluss mit Pflaster
- Handschuh oder Söckchen
- Kleidungsstücke, die mit infizierter Stelle
  in Kontakt kommen, regelmäßig wech-
  seln und als Kochwäsche reinigen.
- Falls über 3 Tage keine Besserung von
  Beschwerden wie Fieber, Anschwellen
  der Lymphknoten, anhaltender Müdigkeit
  und Schonhaltung eintritt, das Kind an
  Pädiater weiterleiten.

Homöopathische Arzneimittel

Calendula officinalis (Ringelblume)
(Siehe S. 55)
Die Wirkstoffe der bekannten Heilpflanze
finden sich vor allem in ihren Blüten: Triterpensaponine, Triterpenalkohole, Carotinoide,
Flavonoide, ätherisches Öl und wasserlös-
liche Polysaccharide. Ringelblumenblüten
wirken entzündungshemmend, antimikrobiell und fördern die Wundheilung.

Calendula D12
Bei: entzündeten, schmerzhaften, offenen,
aufgeplatzten und schlecht heilenden
Wunden – verhindert Eiterung und Keloidbildung.

V: feuchtes, wolkiges Wetter, kalte Luft,
Trinken
B: keine Angabe
Dosierung: Zwei- bis dreimal täglich je
1 Globulus in die Wangeninnentasche
des Babys geben.

Hepar sulfuris (Kalkschwefelleber)
(Siehe S. 114)
Hepar sulfuris vereint zwei starke Aus-
gangssubstanzen homöopathischer
Arzneimittel: Austernschalenkalk (Calcium
carbonicum Hahnemanni) und Schwefel
(Sulfur). Damit wirkt es besonders gut bei
allen Entzündungen und Eiterungen. In
niedrigen Potenzen fördert Hepar sulfuris
die Reifung der Eiterbildung. Dadurch
öffnet sich der Entzündungsherd rascher,
der Eiter kann abfließen.

Hepar sulfuris D12
Bei: eitrig-entzündeter Haut rund um den
Nagel; schmerzhaften (splitterartig), sehr
berührungsempfindlichen Stellen; saurem
Schweiß.
V: morgens beim Erwachen, Hitze
B: frische Luft, abends, Essen, Schlaf
Dosierung: Dreimal täglich je 1 Globulus in
die Wangeninnentasche des Babys geben.

Apis mellifica (Honigbiene)
Das homöopathische Arzneimittel Apis
mellifica wird aus der Honigbiene gewonnen, und zeigt besonders gut das homöopathische Simile-Prinzip: Nach einem Bie-
nenstich entstehen stechende Schmerzen,
eine blassrote Schwellung und Juckreiz.
Kälte oder Wasser lindern die Beschwerden. Nach diesem Wirkprinzip kommt Apis

bei Krankheitsbildern zum Einsatz, die ähnliche Symptome zeigen – als wichtiges Mittel bei Folgen von Insektenstichen, die mit brennenden, stechenden oder juckenden Schmerzen sowie starker Schwellung einhergehen. Auch bei Entzündungen der Haut- und Schleimhäute, Allergien sowie Gelenkschmerzen findet Apis Anwendung. Die Schmerzen äußern sich hier ebenfalls meist als brennend, stechend oder beißend.

Apis mellifica D6
Bei: rotem, erheblich geschwollenem, glänzendem Nagelbereich; (brennenden, stechenden) Schmerzen; akuter Hautentzündung, Unerträglichkeit von Berührung oder Druck.
V: Wärme, geschlossener, überheizter Raum, Berührung
B: Kälte, kalte Anwendungen
Dosierung: Zwei- bis dreimal täglich je 1 Globulus in die Wangeninnentasche des Babys geben.

Graphites (Graphit, Reißblei)
Graphit, eines der weichsten Materialien, und der Diamant, das härteste Material, das wir kennen, bestehen gleichermaßen aus kristallinem Kohlenstoff.
Auch der menschliche Körper besteht aus zwei Dritteln Kohlenstoff, ohne den das Leben nicht möglich wäre. Kohlenstoffverbindungen wird deshalb in der Homöopathie eine besondere Wirkung zugeschrieben. Graphites kommt häufig zum Einsatz bei Hautproblemen wie nässenden krustigen Hautausschlägen, Ekzemen, verdickter Haut und Nägeln, verhornenden Wucherungen und Druckstellen.

Graphites D12
Bei: Nagelbettentzündung mit trockenen oder nässenden, eitrigen Hautaffektionen; allgemein rissiger, spröder Haut.
V: morgens beim Erwachen, Hitze
B: frische Luft, abends, Essen, Schlaf
Dosierung: Dreimal täglich je 1 Globulus in die Wangeninnentasche des Babys geben.

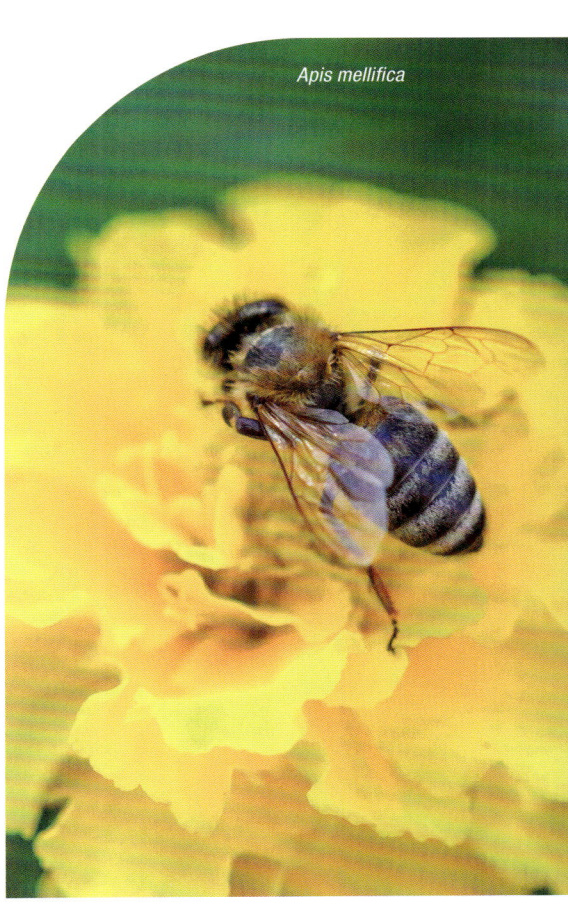

Apis mellifica

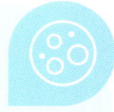

Schüßler-Salze

Bei den ersten Zeichen einer Entzündung (Röte, Hitze) Nr. 3 Ferrum phosphoricum D12 zweistündlich 1 Tablette in gelöster Form als Tablettenbrei in die Wangeninnentasche des Säuglings streichen. Außerdem Nr. 9 Natrium phosphoricum D6 vor- und nachmittags je 1 Tablette in gelöster Form als Tablettenbrei in die Wangeninnentasche streichen. Auf das Fingerchen des Babys kann die Salbe Nr. 3 und Nr. 9 hauchdünn sanft aufgeklopft werden.

Beratungs- & Behandlungstipps

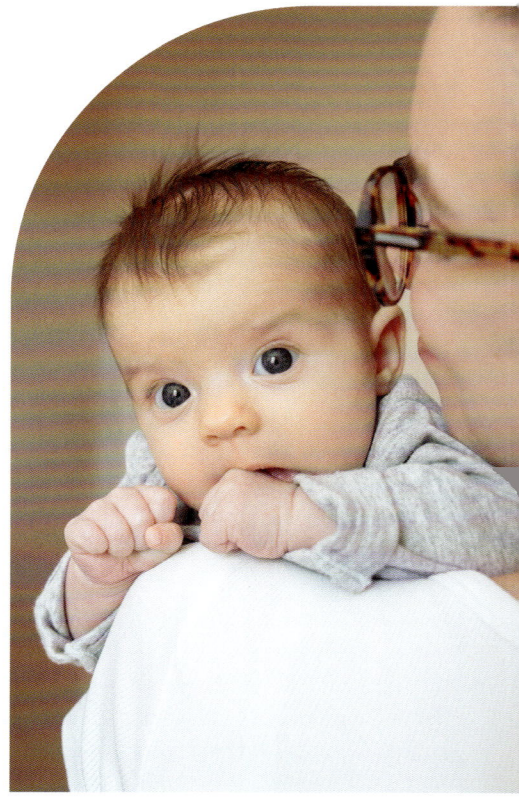

- Arnica Wundtuch (Wala) oder feuchte, lauwarme Kamillenteebeutel auflegen und ca. 15 Minuten einwirken lassen.
- Betroffene Stellen mit Quark kühlen, bis dieser warm wird.
- Sofern geschlossen, entzündete Stellen mehrmals täglich mit Apfelessig (Bioqualität ohne Zucker und Zusatzstoffe!) betupfen.
- Luvos-Heilerde 2 hautfein: Paste auf entzündeten Bereich auftragen und trocknen lassen. Mit lauwarmem Wasser abwaschen.

- Calendumed Salbe N (DHU): Ein- bis dreimal täglich dünn auftragen.
- MediHoney Antibakterielles Wundgel (Apofit): Mehrmals täglich auftragen.
- Zur Rezidivprophylaxe: Händchen und Füßchen regelmäßig mit Hautpflege-Frischpflanzenöl pflegen (Fa. Alpmed, Bezug über: Christine Ambühl, www.sine-hilft.de).

Milchschorf, Kopfgneis

Die Begriffe Kopfgneis und Milchschorf werden häufig irrtümlich synonym verwendet. Beide bezeichnen schuppige Auflagerungen auf der Kopfhaut bei Säuglingen und Kleinkindern, die an verbrannte Milch erinnern. Daher der Name Milchschorf.

Medizinisch gesehen handelt es sich beim Milchschorf um ein mögliches Prodromalzeichen der atopischen Dermatitis. Kopfgneis dagegen ist eine harmlose, krustige Hauterscheinung auf dem Babykopf, auch seborrhoisches Ekzem genannt.

Unterschiede Milchschorf und Kopfgneis

	Milchschorf (atopisches Ekzem)	Kopfgneis (seborrhoisches Ekzem)
Beginn	meist nach dem 3. Lebensmonat	bereits im 1. Lebensmonat
Ursachen	Entzündliche Prozesse bei trockener Haut, können sich zu einer atopischen Dermatitis entwickeln oder allgemein auf eine Allergieneigung hinweisen.	Hormonumstellung regt die Talgproduktion der Kopfhaut an. Ist eher ein vorübergehendes kosmetisches Problem.
Dauer	mehrere Monate/Jahre	Verschwindet meist innerhalb des 1. Lebensjahrs
Verlauf	Kann chronifizieren und in atopische Dermatitis übergehen.	Heilt meist von selbst ab.
Symptome	• harte gelbliche Schuppen • gelbe Kruste auf geröteter Kopfhaut • starker Juckreiz • entzündete Bereiche vor allem am Vorderkopf, auf der Stirn, an den Wangen	• starke Schuppenbildung auf der Kopfhaut bis in die Stirn • fettige, weiche, gelbbraune bis rötliche Schuppen • leichte Krustenbildung mit verklebtem Haar • kein Nässen, kein Jucken
Lokalisation	Kann alle Körperbereiche betreffen.	Kopf, manchmal auch Nacken
Maßnahmen	Verlauf beobachten, Schuppen entfernen, Juckreiz lindern, ggf. Vorstellung beim Kinderdermatologen.	medizinisch nicht unbedingt erforderlich

Homöopathische Arzneimittel

Calcium carbonicum

(Siehe auch S. 136). Calcium carbonicum ist eines der homöopathischen Mittel, die über eine breite Palette an Einsatzmöglichkeiten verfügen. Deshalb wird es als „Polycrest" bezeichnet, was so viel wie „Vielkönner" bedeutet. So kommt es auch bei einer ganzen Reihe von Beschwerden im Baby- und Kindesalter zum Einsatz. Typische Calcium-carbonicum-Babys sind langsam und zahnen spät. Sie lernen später laufen und später sprechen als Gleichaltrige und können sich stundenlang allein beschäftigen. Calcium carbonicum wird auch genutzt, wenn Babys ständig erkältet sind. Typischerweise schwitzen sie besonders in der Nacht sehr stark am Kopf und an den Füßen.

Calcium carbonicum D12

Bei: langanhaltendem Milchschorf vom Hinterkopf aus; trockenem, kreideartig schuppendem Hautausschlag – auch im Gesicht; dicken Krusten und feuchten Hautausschlägen; nur geringem Juckreiz; am Kopf und an den Füßen schwitzendem Baby, das sich den Kopf reibt; „Spätentwicklern".
V: Anstrengung, Kälte, Nässe
B: Wärme, trockenes Wetter
Dosierung: Zwei- bis dreimal täglich je 1 Globulus in die Wangeninnentasche des Babys geben.

Daphne mezereum (Seidelbast)

Der Seidelbast ist ein heimischer Strauch, der meist nur noch in Wäldern vorkommt. Seine Blüten, die vor dem Laub erscheinen, sind rosarot bis violett und angenehm duftend. Als Wirkstoffe findet man vor allem in der Rinde und den Samen das Glykosid Daphnin und das harzartige Terpenester Mezerein. Beide Substanzen sind stark toxisch und führen im Kontakt mit den Schleimhäuten zu starken Reizungen mit Blasenbildung. Daher wohl auch der Name Mezereum, der aus dem persischen Wort für „tödlich" abgeleitet wird. Mit Mezereum werden dementsprechend dicke Krusten bildende Bläschen, die mit einer weißlichen Flüssigkeit gefüllt sind, und ekzematöse Hautdefekte mit eitrigen Ausschlägen behandelt. Seidelbast lindert mit oder ohne Hautläsionen einhergehenden Juckreiz. Zur Gewinnung der Mezereum-Urtinktur wird die Rinde noch vor der Blüteperiode von den Zweigen abgeschält und frisch verarbeitet.

Mezereum D12

Bei: entzündlichen Hauterkrankungen mit Krustenbildung und starkem Juckreiz; Ekzemen; Impetigo, dadurch bedingtem Haarausfall.
V: Kälte, Bettwärme, nachts
B: keine Angaben
Dosierung: Zwei- bis dreimal täglich je 1 Globulus in die Wangeninnentasche des Babys geben.

Delphinum Staphisagria (Stephanskraut)

Staphisagria wird aus einer in Südeuropa heimischen Ranunculazee gewonnen, die botanisch dem Rittersporn verwandt ist. Sie heißt auch „Läusepfeffer", was darauf hinweist, dass Zubereitungen aus dieser Pflanze sehr lange gegen Läuse Verwendung fanden. Delphinium Staphisagria enthält giftige Alkaloide, die bei innerer Anwendung massive Magen-Darm-Reizungen und in höheren Dosen Krämpfe, Herzrhythmusstörungen und Atemstillstand verursachen können. Äußerlich führen die pflanzlichen Alkaloide zu Hautreizungen. Das homöopathische Mittel wird aus den reifen getrockneten Samen hergestellt.

Staphisagria D12

Bei: brennenden, juckenden Ausschlägen, vor allem im Gesicht und am Kopf; Bläschen auf der Haut, die eine scharfe Flüssigkeit absondern; wechselnd lokalisiertem Juckreiz; dicken, schorfigen Belägen überwiegend im Nacken, hinter den Ohren und im Bereich der Augenlider; Nagelbettentzündung.

V: Ärger, Kummer, Tabak

B: keine Angaben

Dosierung: Zwei- bis dreimal täglich je 1 Globulus in die Wangeninnentasche des Babys geben.

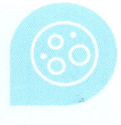

Schüßler-Salze

Schüßler-Salze bei Milchschorf

Mit Hilfe von Schüßler-Salzen kann beim Säugling ein großer Behandlungserfolg erzielt werden.

- Bei (starken) Entzündungszeichen:
  Nr. 3 Ferrum phosphoricum D12: Viermal täglich 1 Tablette in gelöster Form als Tablettenbrei in die Wangeninnentasche des Kindes streichen; Salbe Nr. 3 zweimal täglich hauchdünn an den Schorfstellen der Kopfhaut sanft einklopfen.
- Bei mehl- oder kleieartigen, weiß-grauen plattenförmige Schuppen:
  Nr. 4 Kalium chloratum D6: Dreimal täglich 1 Tablette in gelöster Form als Tablettenbrei in die Wangeninnentasche des Kindes streichen; Salbe Nr. 4 zweimal täglich hauchdünn auf die Kopfhaut sanft einklopfen.
- Bei starken Oberhautabschuppungen auf klebrigem Grund:
  Meist, aber nicht immer, zeigt sich dabei eine eiterähnliche Absonderung unter den Krusten.
  Nr. 6 Kalium sulfuricum D6: Dreimal täglich 1 Tablette in gelöster Form als Tablettenbrei in die Wangeninnentasche des Kindes streichen; Salbe Nr. 6 zweimal täglich hauchdünn auf die Kopfhaut sanft einklopfen.

147

- Bei nässendem Milchschorf:
Nr. 10 Natrium sulfuricum D6: Dreimal
täglich 1 Tablette in gelöster Form als
Tablettenbrei in die Wangeninnentasche
des Kindes streichen; Salbe Nr. 10 zweimal täglich hauchdünn auf die Kopfhaut
sanft einklopfen.

Schüßler-Salze bei Gneis
Das Mittel der Wahl ist Nr. 1 Calcium
fluoratum D12: Dreimal täglich 1 Tablette
in gelöster Form als Tablettenbrei in die
Wangeninnentasche des Kindes streichen;
Salbe Nr. 1 zweimal täglich hauchdünn auf
die Kopfhaut sanft einklopfen.
Tipp: Äußerlich vor jedem Baden den Gneis
am Köpfchen mit der Salbe Nr. 1 leicht
einmassieren und dann beim Waschen den
gelösten Gneis vorsichtig abwaschen.

Beratungs- & Behandlungstipps

- BabyBene® Gel (PÄDIA) zum Lösen der
Schuppen
- Haare waschen mit Vanilla Kinder Sham-
poo (floracell) mit Ackerstiefmütterchen.
- „Milchschorftee" zubereiten: 3 Teile
Kamillenblüten, je 2 Teile Ackerstiefmütterchen und Zinnkraut, je 1 Teil
Nussblätter und Klettenwurzeln (Apotheke), 1 Esslöffel der Teemischung mit
250 ml kochendem Wasser übergießen,
10 Minuten ziehen lassen, abseihen.
Taschentuch mit dem körperwarmen Tee
tränken, auf die betroffene Stelle auflegen, Mützchen darüber ziehen, damit der
Kopf nicht so rasch auskühlt. Umschlag
zwei- bis dreimal täglich für 10 bis 15
Minuten anwenden.
- Kopf wiederholt mit lauwarmem Natron-
wasser abtupfen.

Bitte beachten

Öl – Futter für Hefepilze

Häufig wird das Einweichen der talgigen Krusten über Nacht mit Pflanzenöl
empfohlen. Aufgrund der Überproduktion von Talg und Hautfetten besteht
jedoch die Gefahr einer zusätzlichen Hefepilzbesiedelung mit Malassezia furfur.
Der Pilz würde in diesem Fall das aufgebrachte Pflanzenöl als nährende Lipid-
Quelle nutzen, was eine eventuelle Verschlimmerung des Kopfgneises zur Folge
haben könnte.

Atopieneigung, atopisches Ekzem

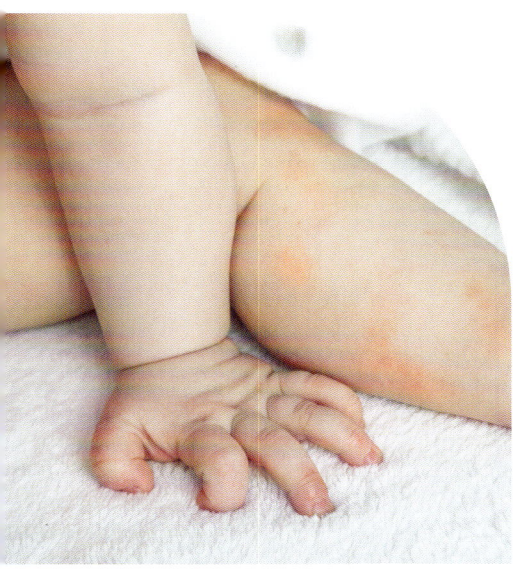

In Deutschland werden etwa 23 Prozent aller Säuglinge wegen einer atopischen Dermatitis behandelt. Ursachen und Verlauf der schubweise verlaufenden und oft mit quälendem Juckreiz verbundenen Erkrankung sind vielschichtig. Meist handelt es sich bei der Entstehung um eine Kombination aus genetischer Veranlagung und Umweltfaktoren, die über die defekte Hautbarriere ständig auf das Immunsystem einwirken. Ausschließliches Stillen in den ersten 4 Lebensmonaten und die Einführung von Beikost nicht vor Vollendung des 4. Lebensmonats können das Risiko für eine atopische Dermatitis nachweislich stark senken.

Ursachen

- genetische Faktoren, atopische Erkrankungen in der Familienanamnese
- gestörte Barrierefunktion der Epidermis
- Dysbalance des dermalen Mikrobioms
- immunologische Mechanismen
- auslösende Umweltfaktoren:
  - Allergene, die entweder auf die Haut gelangen, eingeatmet (z. B. Hausstaubmilben, Schimmelpilze, Hautschuppen) oder mit der Nahrung (Kuhmilch, Weizen, Soja etc.) aufgenommen werden.
  - mikrobielle Allergene wie Pilze, Bakterien und Viren
  - Irritantien wie Reinigungsmittel, Inhaltsstoffe von Pflegeprodukten, Kleidung aus Wolle, Tierhaare
  - klimatische Bedingungen wie Trockenheit, Kälte oder feuchte Schwüle
  - Umweltgifte wie Abgase, Tabakrauch, Ozon
  - seelische Belastungen wie Überreizung, Angst, Schlafmangel, Stress

Symptome

- unscharf begrenztes Säuglingsekzem vor allem im Gesicht, an den Ohren und auf der Kopfhaut (Milchschorf mit schuppigen Krusten und nässenden Bläschen als Frühmanifestation) und an den Streckseiten der Extremitäten, selten in der Windelregion

- rote Pickelchen im Gesicht bei ansonsten unauffälliger Haut
- nässende Wangenekzeme
- trockene, irritierbare Haut
- Juckreiz (kann bei sehr jungen Kindern allerdings fehlen)
- bakterielle, virale oder mykotische Superinfektionen

Maßnahmen

- Auslösende Faktoren, wenn möglich, meiden.
- Dauerhafte, regelmäßige Pflege, mindestens zweimal täglich, auch wenn die Haut akut nicht entzündet ist. Lipidgehalt der Basispflege der Trockenheit der Haut anpassen, für Atopiker geeignete Externa mit möglichst wenig Duftstoffen, Konservierungsmitteln oder Emulgatoren verwenden.
  - Fetthaltige Creme oder Balsam (wichtig: gut verteilbar, schnell einziehend!) bei sehr trockener schuppiger Haut anwenden.
  - Öl-in-Wasser-Emulsion bei weniger trockener Haut wählen.
  - Creme (weniger fetthaltig) bei nässendem Ekzem verwenden.
  - Fettärmere Lotionen sind bei nässendem Ekzem und zum Ablösen von Hautschuppen geeignet.
  - Kind zwei- bis dreimal wöchentlich jeweils maximal 10 Minuten baden. Rückfettenden Badezusatz verwenden.
  - Seifen, Waschlotionen und Duschgels meiden, da diese die Hautaustrocknung fördern. Besser pH-neutrale Waschemulsion wählen.

- Offene Hautstellen vor dem Bad dünn eincremen, da diese sonst im Wasser brennen.
- Nach dem Bad Haut vorsichtig trocken klopfen, nicht abrubbeln.
- Nach dem Trocknen Kind eincremen.

Bitte beachten

Vorsicht bei offener Haut

Bei blutig gekratzter Haut keine Hautpflegecreme auftragen, da die Sensibilisierungsgefahr erhöht ist, bitte an Pädiater verweisen.

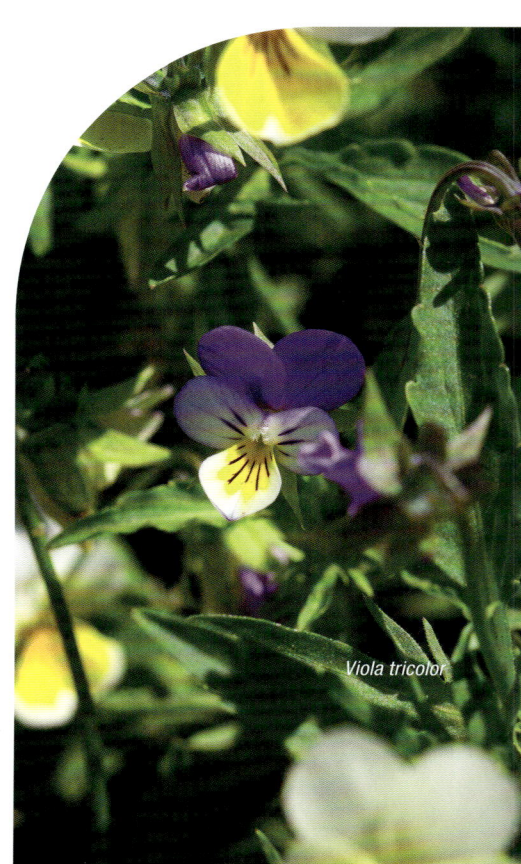
Viola tricolor

Homöopathische Arzneimittel

Cardiospermum halicacabum (Ballonrebe)
Die Ballonrebe oder auch Herzsame ist eine tropische Kletterpflanze aus der Familie der Seifenbaumgewächse. Mit ihren orange-braunen, ballonförmigen Kapselfrüchten und dem herzförmigen Fleck auf den schwarzen Samenkörnern ist sie auch eine beliebte Zierpflanze. Ihre zerquetschten Früchte lassen sich in der Tat als Seife nutzen. Ihre medizinische Wirkung erhält Cardiospermum durch einen hohen Anteil an Saponinen, Tanninen, Alkaloiden und Flavonoiden, die in Kombination vor allem entzündungshemmend und juckreizstillend sind.

Cardiospermum D12
Bei: ekzematösen Hautveränderungen am ganzen Körper; entzündeter, trockener oder nässender Haut; extremem Juckreiz, allgemein hoher Allergiebereitschaft; Jucken als Folge von Insektenstichen.
V: Wärme, warmes Wetter
B: keine Angaben
Dosierung: zwei- bis dreimal täglich je 1 Globulus in die Wangeninnentasche des Babys geben.

Viola tricolor (Wildes Stiefmütterchen)
Das Wilde Stiefmütterchen gehört zur Pflanzenfamilie der Veilchengewächse. Es blüht – anders als das Gartenstiefmütterchen – immer in den drei Farben Gelb, Weiß und Blauviolett, daher auch der Beiname „tricolor". Schon seit alters her wird es als Blutreinigungsmittel und zur Behandlung von Hautausschlägen verwendet. Viola enthält unter anderem verschiedene Salicylsäuremethylester, die in ihrer schmerzstillenden Wirkung oft sogar mit der Wirkung von Aspirin verglichen werden. Die ebenfalls enthaltenen Saponine wirken antibakteriell und antifungizid. Die homöopathische Urtinktur wird aus den oberirdischen Pflanzenteilen und Blüten des Wilden Stiefmütterchens gewonnen.

Viola tricolor D12
Bei: trockenen und nässenden Ekzemen mit Juckreiz, besonders nachts; juckenden Pusteln mit Krusten- und Borkenbildungen sowie Papeln, besonders im Gesicht und an den Ohren; Impetigo, Milchschorf mit zähem, gelblichem Exsudat; Begleitsymptom: scharf riechender Urin.
V: im Winter
B: keine Angaben
Dosierung: zwei- bis dreimal täglich je 1 Globulus in die Wangeninnentasche des Babys geben.

Graphites (Graphit, Reißblei)
(Siehe auch S. 143)
Graphit, eine kristalline Form des Kohlenstoffs mit Spuren von Eisen, findet sich weltweit sowohl in Form von vereinzelten Bruchstücken in der Natur als auch als Gesteinsadern. Dort wird es in Graphitbergwerken abgebaut. Graphit fühlt sich fettig an und hat einen schwachen Metallglanz. Seine Verwendung zur Herstellung von Bleistiften (Reißblei) leitet sich bereits

151

aus dem Griechischen „graphein" ab, was „schreiben" bedeutet. Graphit wird heute auch industriell genutzt, z. B. in der Elektrotechnik und für Gussformen. Für die Zubereitung des homöopathischen Heilmittels wird das Mineral zunächst mit Milchzucker verrieben. Die Verreibung ist Grundlage für die Tablettenherstellung sowie in weiteren Schritten für die Herstellung von Tropfen und Globuli. Es hat u. a. ein breites Anwendungsspektrum in der Dermatologie.

Graphites D12
Bei: trockener, rissiger, schrundiger Haut; häufig gereizter Haut; juckenden Hautaffektionen mit dicken, honiggelben und übelriechenden Belägen; chronischen Hautausschlägen mit klebrig-feuchten Ekzemen; Nagelbettentzündungen, Keratosen.
V: morgens beim Erwachen, Hitze
B: frische Luft, abends, durch Essen, Schlaf
Dosierung: dreimal täglich je 1 Globulus in die Wangeninnentasche des Babys geben.

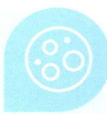

Schüßler-Salze

Die Auswahl der Schüßler-Salze richtet sich nach dem Beschwerdebild.

- Bei akuter Neurodermitis:
  Nr. 2 Calcium phosphoricum D6: Zur Zellhüllenstabilisierung morgens und vormittags je 1 Tablette in gelöster Form in die Wangeninnentasche des Säuglings streichen.
  Nr. 3 Ferrum phosphoricum D12: Gegen die Entzündung dreimal täglich 1 Tablette in gelöster Form in die Wangeninnentasche streichen. Salbe Nr. 3 auf die entzündeten Hautareale mehrmals täglich sanft einklopfen.

- Bei Bläschenbildung auf der Haut:
  Nr. 8 Natrium chloratum D6: Dreimal täglich 1 Tablette in gelöster Form in die Wangeninnentasche streichen. Im Akutfall je 1/2 Tablette in gelöster Form viertel- bis halbstündlich in die Wangeninnentasche streichen. Sobald eine Besserung eintritt, die Abstände verlängern: Die Anwendung dann zweistündlich wiederholen.

- Bei weißgrauen klebenden Hautschüppchen, auch an den Wimpern:
  Nr. 4 Kalium chloratum D6: Viermal täglich 1 Tablette in gelöster Form in die Wangeninnentasche streichen. Salbe Nr. 4 auf die Schüppchen der Haut zweimal täglich sanft einklopfen oder einen Salbenverband anlegen.

- Bei gelblichen Hautschüppchen, auch an den Wimpern:
  Nr. 6 Kalium sulfuricum D6: Viermal täglich 1 Tablette in gelöster Form in die Wangeninnentasche streichen. Salbe Nr. 6 auf die Schüppchen der Haut zweimal täglich sanft einklopfen oder einen Salbenverband anlegen.

- Bei nässenden Ausschlägen und zur Regulierung der Schwellungen: Diese Anwendung ist dazu geeignet, Überflüssiges abzutransportieren. Nr. 10

Natrium sulfuricum D6: Viermal täglich
1 Tablette in gelöster Form in die
Wangeninnentasche streichen.
Salbe Nr. 10 im Bereich der gesunden
Haut zweimal täglich, möglichst nahe an
den nässenden Stellen, sanft einklopfen.

- Gegen den Juckreiz:
  Nr. 7 Magnesium phosphoricum D6: Eine
  „Heiße Sieben" mit 3 Tabletten zuberei-
  ten, davon alle 15 Minuten 1 Teelöffel
  in die Wangeninnentasche des Babys
  einträufeln. Bis zur spürbaren Besserung
  des Zustandes des Kindes fortsetzen,
  dann die Abstände verlängern und vor
  allem zur Nacht eine letzte Gabe verabreichen. Dies beruhigt die Haut.
- Zur Stärkung der Immunabwehr:
  Nr. 21 Zincum chloratum D6: Jeden
  Abend 1 Tablette in gelöster Form in die
  Wangeninnentasche streichen. Diese
  Gabe kann zu allen oben empfohlenen
  Einnahmen von Schüßler-Salzen zusätzlich verabreicht werden.

Beratungs- & Behandlungstipps

- solange die Haut nicht offen und
  blutig ist: feuchte Umschläge mit
  kühlem abgekochtem Wasser, Malven-,
  Stiefmütterchentee oder Quark
  (Cave: Milcheiweißallergie!)
- Zur Rückfettung der Haut zwei- bis dreimal wöchentlich für 5 bis 10 Minuten
  lauwarm baden, z. B. mit Zusatz von
  Muttermilch und 1 EL Arganöl, Töpfer
  Kinder Kleiebad mit Olivenöl. Anschließend Körper z. B. mit Lipo Lotio Cordes®
  oder Cution spag. Peka Lotion von
  PEKANA eincremen.
- bei akuter Entzündung: Bäder mit
  abgekochter Eichenrinde (alternativ
  Tannolact®) oder Weizenkleie,
  z. B. Töpfer Kinder Kleie Bad
- topische Anwendung von Halicar Creme
  DHU (Wirkstoff: Cardiospermum)
  oder Ekzevowen Derma Creme,
  Weber & Weber
- BiGaia® Tropfen, PÄDIA zur Unter-
  stützzung des noch unreifen Darm-
  mikrobioms, insbesondere nach
  Sectio caesarea
- Neurodermitis-Schulung veranlassen,
  siehe www.neurodermitisschulung.de

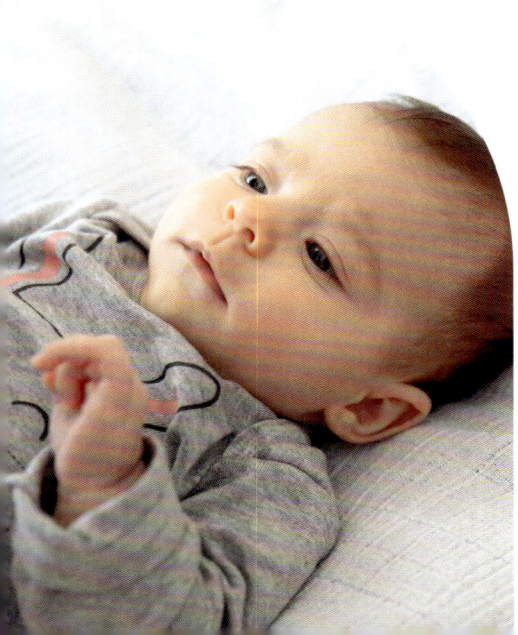

Windeldermatitis

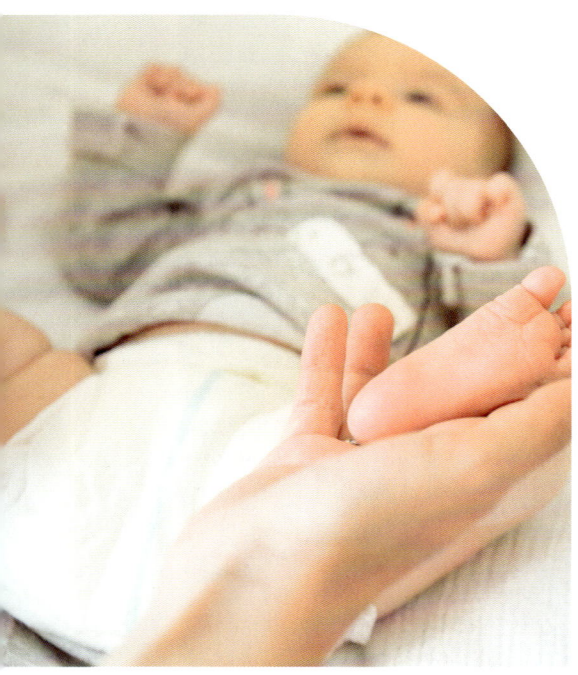

Proteasen und Lipasen. Dies löst aufgrund der durch die „Andauung der Haut" bereits geschädigten Keratinozyten die eigentliche Entzündung aus.

Ursachen

- Hygiene- und Pflegefehler
- Einsatz von ungeeigneten Reinigungs-produkten und Badezusätzen, alkalische Verschiebung des pH-Wertes der Haut, Austrocknung der Haut
- Verwendung von Babypflegeprodukten mit kosmetisch bedenklichen oder belastenden Inhaltsstoffen
- Besiedelung mit pathogenen Keimen aus Stuhlgang und Urin
- Hautreizungen durch Kontaktallergene
- Durchfall oder chronische Darm-erkrankung (selten)
- ungünstige Ernährung des Kindes oder der stillenden Mutter (säurehaltige Lebensmittel und scharfe Gewürze können die Haut reizen)
- Einnahme von Antibiotika (Kind und/oder stillende Mutter)

Eine Windeldermatitis (Dermatitis ammo-niacalis) entsteht zumeist infolge eines prolongierten Kontakts der noch unreifen Säuglingshaut mit einer Mischung aus Urin und Stuhl unter Luftabschluss im feuchtwarmen Milieu in der Windel. Aus dem Harnstoff im Urin bildet sich ste-chend riechendes Ammoniak, das zu einer Mazeration des Stratum corneums führt. Die Haut wird gegenüber mechanischen und chemischen Reizen empfindlicher. Ein erhöhter pH-Wert fördert darüber hinaus die Aktivität der im Stuhl enthaltenen

Symptome

- Po flächenhaft rot und wund
- schuppige, offene, zum Teil nässende Hautläsionen
- Pustel- oder Pöckchenbildung (Cave: Candida albicans oder Staphylococcus aureus)

- ringförmige, weiße, schuppende Stellen, Entstehung von Windelsoor
- Juckreiz, Brennen, Schmerzen, dementsprechend ist das Kind unruhig, weinerlich oder schläft schlecht

Maßnahmen

- bei Wundsein zweistündliches Wickeln sowie sofort nach der Stuhlentleerung
- nach sorgfältiger Reinigung oder Bad: behutsames Trocknen des Windelbereiches
- Baby häufig „windelfrei" halten, Licht und Luft an die Haut lassen, atmungsaktive Einmalwindeln verwenden.
- Wunde Hautstellen mit Muttermilch benetzen.
- Wundschutzsalbe (Dexpanthenol, Zink, Lebertran, Calendula, Hamamelisrinde) auf trockene, gereinigte Haut auftragen.
- Bei Windelsoor nystatinhaltige Salbe (keine fettende Salbe!) verwenden.
- Falls innerhalb von 24 Stunden keine Besserung eintritt, an Pädiater weiterleiten.

Bitte beachten

Externa auf offenen Wunden

Die Windel funktioniert wie ein Okklusionsverband, wodurch die Wirkung der aufgetragenen Substanzen verstärkt wird.

Homöopathische Arzneimittel

Calendula officinalis (Ringelblume)
(Siehe auch S. 55)
Wer kennt sie nicht, die selbstgemachte Ringelblumen-Salbe? Der Ölauszug dieser sonnig-wilden Heilpflanze wirkt durch die enthaltenen Carotinoide, Phytosterine und Flavonoide entzündungshemmend, wundheilend, epithelstimulierend und zellregenerativ. Dadurch können sich Wunden rascher verschließen und narbenfrei abheilen. Auch schlecht heilende offene Stellen, Ausschläge und Erytheme können hervorragend mit Calendula behandelt werden.

Calendula D6
Bei: gerötetem Windelbereich; zu Entzündung neigender Haut; offenen Läsionen.
V: feuchtes, wolkiges Wetter, kalte Luft, Trinken
B: langsames Umhergehen, ruhiges Liegen
Dosierung: Zwei- bis dreimal täglich je 1 Globulus in die Wangeninnentasche des Babys geben.

Matricaria chamomilla
(Siehe auch S. 36)
Die schon durch Dioskurides überlieferte griechische Bezeichnung der Pflanze „chamaimelon" setzt sich zusammen aus chamai: „niedrig" und melon: „Apfel". Echte Kamille hat nämlich einen leicht erkennbaren und charakteristisch fruchtigen

155

Geruch. Kamillenblüten enthalten ätherisches Öl mit Chamazulen, α-Bisabolol sowie Cumarine, Schleimstoffe, Flavonoide (Apogenin) und Glykoside mit einem breitem Wirkspektrum: entzündungshemmend, wundheilend, antibakteriell, antimikrobiell und hautberuhigend. Echte Kamille hat zudem krampflösende Eigenschaften.

Chamomilla D6
Bei: schmerzhaft gerötetem Windelbereich; geschwollenem und rotem Anus; Zahnungsbeschwerden; blutig-wundem Windelbereich von einem Wickeln aufs nächste; sehr unruhigem und schreiendem Kind – es möchte dauernd getragen werden.
V: Kälte, Zugluft, Ansprechen und Widerspruch, Berührung, nachts (besonders in der 1. Nachthälfte)
B: kalte Getränke
Dosierung: Dreimal täglich je 1 Globulus in die Wangeninnentasche des Babys geben.

Borax veneta (Natriumtetraborat)
(Siehe auch S. 108)
Borax wirkt stark desinfizierend, insbesondere gegen Pilze und Viren, aber nur schwach antibakteriell.

Borax D6
Bei: wundem Po mit Pickelchen und Pusteln; Superinfektion mit Candida albicans.
V: Abwärtsbewegungen, Lärm, Kälte
B: nach dem Stuhlgang
Dosierung: Dreimal täglich 1 Globulus in die Wangeninnentasche des Babys geben.

Acidum nitricum (Salpetersäure)
Das homöopathische Mittel Acidum nitricum wird aus Salpetersäure hergestellt. Salpetersäure – weil es Gold und Silber trennt, auch als Scheidewasser bekannt – ist eine anorganische Säure, die durch die Oxidation von Ammoniak entsteht. Das homöopathische Mittel wirkt hauptsächlich auf die Randregionen von Körperöffnungen, d. h. an den Übergängen von Haut zu Schleimhaut (Mund, Anus), den Schleimhäuten von Atem-, Verdauungs- und Urogenitaltrakt, an Drüsen und auf der Haut.

Acidum nitricum D6
Bei: roter, nässender, teils mit Schorf bedeckter Windeldermatitis auch im Bereich des Genitale; gerötetem Anus mit Fissuren; übelriechenden Körperabsonderungen; starker Geräuschempfindlichkeit.
V: Kälte, abends und nachts, heißes Wetter
B: Autofahren
Dosierung: Dreimal täglich 1 Globulus in die Wangeninnentasche des Babys geben.

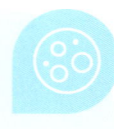

Schüßler-Salze

Erstes Anzeichen für eine Windeldermatitis ist eine starke Rötung, die sich entzünden kann und eventuell auch blutet. Dann sollte unter Umständen abgeklärt werden, ob eine Pilzinfektion vorliegt. Für die Anwendungen empfehlen sich folgende Schüßler-Salze und -Salben:

- Bei rotem, wundem Po:
  Nr. 3 Ferrum phosphoricum D12: viermal täglich 1 Tablette in gelöster Form als Tablettenbrei in die Wangeninnentasche des Kindes streichen. Nach deutlicher Besserung die Anwendung auf zweimal täglich reduzieren. Salbe Nr. 3 bei jedem Windeln einklopfen, eventuell auch einen Salbenlappen auflegen.
- Im Akutfall:
  Die Beschwerden sind dann gerade sehr heftig und aufflammend. Nr. 8 Natrium chloratum D6 und Nr. 9 Natrium phosphoricum D6: Im Wechsel alle zwei Stunden je 1 Tablette in gelöster Form als Tablettenbrei in die Wangeninnentasche des Kindes streichen. Auch hier kann man beim Windeln die Salbe Nr. 8 im Wechsel mit Salbe Nr. 9 sanft einklopfen.
- Bei stark nässendem Po:
  Nr. 10 Natrium sulfuricum D6: Dreimal täglich 1 Tablette in gelöster Form als Tablettenbrei in die Wangeninnentasche des Kindes streichen; nach Besserung des Zustandes die Anwendung zweimal täglich fortführen. Salbe Nr. 10 bei jedem Windeln hauchdünn auftragen, auch einen Salbenlappen auflegen.
- Zum Aufbau und zur Stabilisierung der Haut:
  Nr. 2 Calcium phosphoricum D6: Morgens 1 Tablette in gelöster Form als Tablettenbrei in die Wangeninnentasche des Kindes streichen; Salbe Nr. 2 bei jedem Windeln sanft einklopfen.

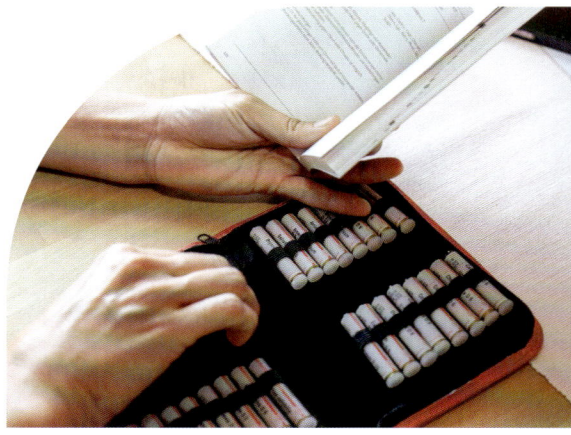

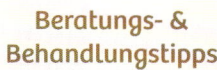
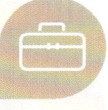

Beratungs- & Behandlungstipps

- Stillen! Der Stuhl von Stillkindern hat einen niedrigeren pH-Wert.
- Absud zum Babybad hinzugeben (1 Liter auf eine Babybadewanne):
  - aus Kamillenblüten: Unterstützt die Heilung und desinfiziert.
  - aus Eichenrinde: Gerbt, wirkt antiphlogistisch und adstringierend.
  - Töpfer Kinder Kleiebad: Beruhigt die Haut und fördert die Regeneration.
- feuchte „Lehmpackung" mit Luvos® Heilerde 2 hautfein (Paste) über Nacht
- Windeleinlagen aus Bouretteseide oder Heilwolle leiten Feuchtigkeit von der Haut ab, wirken hautberuhigend aufgrund der wundheilungsfördernden Eigenschaften des enthaltenen Seidenleims bzw. Wollfettes.

Obstipation

Als Obstipation wird eine Stuhlretention infolge unvollständiger Stuhlentleerung bezeichnet. Bei Säuglingen kann die Häufigkeit des Stuhlgangs von mehrmals täglich bis zu einmal in 10 Tagen schwanken. Die Stuhlkonsistenz reicht dabei von sehr flüssig bei Stillstühlen bis zu sehr fest bei Milchersatznahrung. Physiologisch ist eine regelmäßige und beschwerdefreie Defäkation.

Ursachen

- Flüssigkeitsmangel, Dehydratation
- Medikamenteneinnahme
- schmerzhafte Veränderungen im perianalen Bereich wie Analfissuren, Windeldermatitis etc.
- akute Infektion, z. B. mit Streptokokken, Candida albicans
- Ernährungsumstellung auf Formula oder Beikost
- anorektale Fehlbildungen
- Morbus Hirschsprung
- Mekoniumileus
- Laktoseintoleranz (Formulaernährung)

Symptome

- vermehrtes Quengeln, Weinen und Schreien
- (galliges) Erbrechen
- harter, gespannt-geblähter Bauch, Bauchschmerzen

- unregelmäßiger Stuhlgang (gilt nur bei Formulaernährung)
- wechselnde Stuhlkonsistenz und -menge, Darminhalt verflüssigt (Gärungsprozesse) bei langer Verweildauer wieder
- trockene, harte Stühle
- übelriechende Stühle
- extremer Meteorismus, übelriechend
- Gedeihstörung

Maßnahmen

- Häufig stillen bzw. bei Flaschenernährung zusätzlich Wasser oder ungesüßten Tee anbieten.
- Für die Zubereitung von Flaschennahrung geeignetes stilles Mineralwasser verwenden (kein kalkhaltiges Leitungswasser).
- genaue Dosierung des Milchpulvers nach Herstellerangaben
- ggf. Nahrungsumstellung auf probiotikahaltiges Milchpulver
- Ab Beikoststreife stuhlauflockernde Früchte wie Pflaume, Birne, Aprikose oder einige Tropfen Keimöl in den Babybrei geben.
- ggf. Glycerol-Zäpfchen (z. B. Glycilax K, Babylax) oder Mikroklistier (z. B. Mikrolax)

Homöopathische Arzneimittel

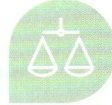

Alumina (Aluminiumoxid)
(Siehe S. 65)

Auch Alumina ist eines der homöopathischen „Polycreste", die ein breites Wirkspektrum zur Behandlung akuter und chronischer Erkrankungen haben. Für Säuglinge und Kleinkindern kommt es bei Unverträglichkeiten von Muttermilchersatznahrung, Milchschorf und chronischer Verstopfung infrage. Alumina-Kinder haben meist einen zarten Körperbau und eine Veranlagung zum gehäuften Aufstoßen.

Alumina D6

Bei: Bauchbeschwerden vor dem Stuhlgang; ausgesprochen trockenen Stühlen, die an After und Windel haften und sich nur schwer abwischen lassen; Darmentleerung, die nur unter großer Anstrengung stattfindet; hartem, knolligen Stuhl, der schmerzhafte Analfissuren verursacht; schwerer Entleerung auch von weicherem Stuhl.

V: morgens beim Erwachen, durch Kälte
B: im Freien
Dosierung: Dreimal täglich je 1 Globulus in die Wangeninnentasche des Babys geben.

Opium (nach DAB eingestelltes Opium aus Papaver somniferum)
(Siehe S. 66)

Als Ölpflanze wird Mohn bereits seit der Steinzeit angebaut. Der getrocknete Milchsaft aus der angeritzten Schlafmohnkapsel, im Altertum auch „Mohnträne" genannt, wurde schon in der Antike zur Schmerzlinderung genutzt. Zuvor verwendete man häufig einen Extrakt aus den Blättern der Mohnpflanze, der als „Mekonium" bezeichnet und später durch das wirksamere Opium verdrängt wurde.

Opium D6

Bei: Verstopfung, typischerweise als Folge von Schreck, schmerzhaftem Stuhlgang; hartem, knolligem, oft schwarzem Stuhl, Meteorismus; häufigem Erbrechen aufgrund der Verstopfung.

V: Wärme, während und nach dem Schlaf
B: Abkühlung
Dosierung: Dreimal täglich je 1 Globulus in die Wangeninnentasche des Babys geben.

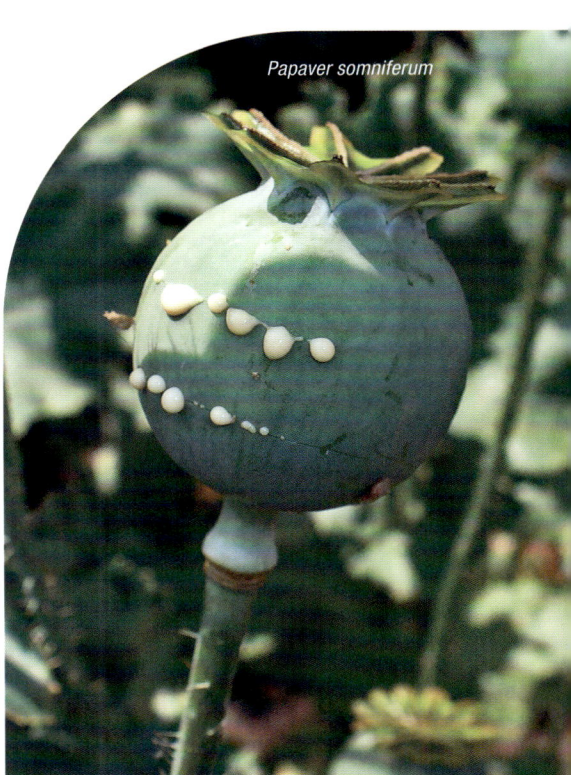

Papaver somniferum

Bryonia cretica (Rotbeerige Zaunrübe)

Der Name „Bryonia" leitet sich vom griechischen Verb „bryein" ab, übersetzt „wachsen, sprossen", da die Pflanze an ihrem überirdischen krautigen Teil viele Stängel bildet, die sich gern an Zäunen und Hecken hochranken. Die abführende Wirkung der hochgiftigen Zaunrübe war schon den Ärzten der Antike bekannt. Im Mittelalter wurde die Wurzel mit drastischer Wirkung zur inneren Reinigung eingesetzt, nämlich als Abführ- oder Brechmittel. Dazu füllte man Bier in eine ausgehöhlte Bryoniawurzel und trank dieses 1 bis 2 Tage später. Das homöopathische Arzneimittel eignet sich besonders bei Symptomen, die in Zusammenhang mit versiegenden Körperflüssigkeiten und mit Trockenheit stehen, wie z. B Verstopfung, aber auch trockener Husten oder trockene Entzündungen.

Bryonia D6

Bei: Schwierigkeiten, Stuhl vollständig abzusetzen; fehlendem Stuhldrang; hartem und kleinem Stuhl; aufgeblähtem Bauch sofort nach der Mahlzeit, Bauchschmerzen; Kälte der Extremitäten; Säuglingen, die „alt" aussehen, sehr trockene Haut und Schleimhäute haben; Babys, die übermäßig großen Durst haben.
V: Bewegung, Berührung
B: Druck, Liegen auf der (schmerzhaften) Seite, Ruhe
Dosierung: Dreimal täglich je 1 Globulus in die Wangeninnentasche des Babys geben.

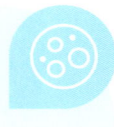

Schüßler-Salze

Eine echte Obstipation kommt bei gestillten Kindern nur selten vor. Die normale Stuhlgangfrequenz reicht beim Säugling jedoch von mehrmals täglich bis zu einmal pro Woche.

Hauptmittel

Das Hauptmittel bei einer Obstipation ist Nr. 3 Ferrum phosphoricum D12: Dreimal täglich 1 Tablette in gelöster Form als Tablettenbrei in die Wangeninnentasche des Kindes streichen.

Weitere Mittel je nach Beschwerdebild

Als Hauptmittel wird das Salz Nr. 3 immer zusätzlich zu den nachstehend empfohlenen Salzen verwendet und im Wechsel mit diesen verabreicht:

- Bei weißgrau belegter Zunge, hellem Stuhl:
  Nr. 4 Kalium chloratum D6: Dreimal täglich 1 Tablette in gelöster Form als Tablettenbrei in die Wangeninnentasche des Kindes streichen. Salbe Nr. 4 bei jedem Windeln sanft auf das Bäuchlein einmassieren.
- Bei hartem bröckeligen Stuhl mit Schleimüberzug:
  Verstopfung und Durchfall können sich bei diesen Beschwerden abwechseln. Nr. 8 Natrium chloratum D6: Dreimal täglich bis 16:00 Uhr 1 Tablette in gelöster Form

als Tablettenbrei in die Wangeninnentasche des Kindes streichen. Salbe
Nr. 8 morgens und mittags beim Windeln
sanft auf das Bäuchlein einmassieren
- Bei Blähungskoliken verbunden mit
hartem Stuhl und schmerzendem After:
Nr. 10 Natrium sulfuricum D6: Dreimal
täglich 1 Tablette in gelöster Form als
Tablettenbrei in die Wangeninnentasche
des Kindes streichen. Dabei sollte eine
Gabe auf jeden Fall am Abend erfolgen –
dies fördert den Stuhlgang am Morgen.
- Bei Verstopfung mit Krämpfen:
Nr. 7 Magnesium phosphoricum D6: Für
das Baby eine „Heiße Sieben" mit
5 Tabletten vorbereiten und ihm davon
alle 15 Minuten einen Schluck bzw.
einen Teelöffel verabreichen. Salbe Nr. 7
im Bereich des Bäuchleins einreiben.
- Bei dunkelbraunem oder gelblichgrünem
Stuhl mit Schleimüberzug:
Nr. 5 Kalium phosphoricum D6: Dreimal
täglich bis 15:00 Uhr 1 Tablette in gelöster Form als Tablettenbrei in die Wangeninnentasche des Kindes streichen.
- Bei Verstopfung mit Durchfall,
bei „Säurenaturen":
Nr. 9 Natrium phosphoricum D6:
Morgens 1 Tablette in gelöster Form als
Tablettenbrei in die Wangeninnentasche
des Kindes streichen.
Nr. 10 Natrium sulfuricum D6: Mittags
1 Tablette in gelöster Form als Tablettenbrei in die Wangeninnentasche des
Kindes streichen.
Nr. 11 Silicea D12: Abends 1 Tablette
in gelöster Form als Tablettenbrei in
die Wangeninnentasche des Kindes
streichen.

- Bei vergeblichem Stuhldrang:
Der Stuhl schlüpft zurück, durch das
Pressen entstehen Einrisse am After
des Kindes. Nr. 11 Silicea D12: dreimal
täglich 1 Tablette in gelöster Form als
Tablettenbrei in die Wangeninnentasche
des Kindes streichen. Eine Gabe bevor-
zugt am Abend verabreichen.
- Für „Stuhlhypochonder":
Das Kind neigt zum Zurückhalten des
Stuhls. Nr. 2 Calcium phosphoricum
D6: Dreimal 1 Tablette im Laufe des
Vormittags in gelöster Form als Tablet-
tenbrei in die Wangeninnentasche des
Kindes streichen. Salbe Nr. 2 morgens
sanft im Bereich des unteren Rückens
einmassieren.

**Beratungs- &
Behandlungstipps**

- Kind warm halten
- warme Ölkompresse mit Fenchel-
Kümmel-Öl für Kinder (Stadelmann)
- sanfte Bauchmassagen im Uhrzeigersinn
mit Schüßler-Salbe Nr. 7 oder Mohn-
blüten-Frischpflanzenöl
(Alpmed, Bezug über: Christine Ambühl,
www.sine-hilft.de)
- feucht-warme Bauchauflage mit Schaf-
garben-Frischpflanzentuch (Alpmed)
- Bewegung in Rückenlage mit Beinchen
„radfahren"

Blähungen und Koliken

Ca. 40 Prozent aller ansonsten gesunden Säuglinge leiden an Blähungen, die meist durch die Bildung verschiedener Gase bei den Ab- und Umbauprozessen im Magen-Darm-Trakt entstehen. Dies führt oft zu schmerzhaften Koliken und spastischen Kontraktionen der abdominalen Hohlorgane.

Ursachen

- unreifes Verdauungssystem und unreife Darmflora hervorgerufen durch die Dominanz von Proteobakterien
- übermäßige Darmgasansammlung
- intestinale Hypo-/Hyperperistaltik
- vermehrtes Schlucken von Luft durch falsche Fütterungstechnik
- starker Milchspendereflex, zu früher Seitenwechsel der mütterlichen Brust (zu viel laktosereiche Vordermilch)
- Regulationsstörungen (veraltet: „Drei-monatskoliken") als Reaktion auf Reiz-überflutung/Überstimulation, problema-tische Eltern-Kind-Interaktion sowie als Ausdruck und/oder Konsequenz psycho-sozialer Probleme
- KISS-Syndrom (Subluxation im Atlas-Occipitalgelenk beeinträchtigt Nervus vagus, dadurch bedingte intestinale Beschwerden.)
- Schmerzen
- Nahrungsunverträglichkeit
- Passivrauchen

Symptome

- Kind quengelt, weint
- Schreiattacken nach den Mahlzeiten
- gesteigerte Erregbarkeit und Unruhe, Kind ist schwer zu beruhigen
- Anziehen der Beinchen, Fäusteln der Hände, Kind strampelt
- Überstreckung nach hinten
- geblähtes, ausladendes Bäuchlein, hart oder gespannt
- Meteorismus mit oder ohne Abgang von (übelriechenden) Winden
- andauerndes exzessives Schreien vor allem in den Nachmittags- und/oder Abendstunden

Maßnahmen

- Beratung zu Formulazubereitung und Fütterungstechniken (z. B. Milchpulver nur anrühren, nicht schütteln, auf „Bäu-erchen" achten); ggf. auf probiotikahalti-ge Nahrung umstellen
- Stillberatung, ggf. Ernährungsberatung der stillenden Mutter
- Wärme auf den Babybauch in jeglicher Form bringen, z. B. durch Hautkontakt, Tragen, Kirschkernkissen, Bäder, warme Kleidung etc.
- Bauchmassagen in Uhrzeigersinn mehrmals täglich
- Fliegergriff
- bei Bedarf entschäumende Arzneimittel (Dimethicon, Simethicon)

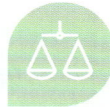

Homöopathische Arzneimittel

Carbo vegetabilis (Holzkohle)

Carbo vegetabilis ist ein homöopathisches Arzneimittel, das aus ausgeglühter Holzkohle hergestellt wird. Um arzneilich verwendbare Holzkohle zu gewinnen, werden trockene Birken- oder Rotbuchenholzscheite in einem luftdichten Behälter bis zur Rotglut erhitzt und anschließend in luftdichten Steingutgefäßen gelagert. Die Asche wird verrieben, verdünnt und verschüttelt. Bei vielen Erkrankungen, bei denen Carbo vegetabilis hilfreich ist, sind die Schleimhäute beeinträchtigt. Es kommt z. B. bei entzündetem, leicht blutendem Zahnfleisch, entzündeter Halsschleimhaut, Blähungen oder anderen Störungen im Magen-Darmbereich zum Einsatz.

Carbo vegetabilis D12

Bei: Unruhe und Schreien schon während der Nahrungsaufnahme; Verschlimmerung beim Hinlegen; erschwertem Aufstoßen – findet erst lange nach der Mahlzeit statt; körperlich unruhigem Baby – es will oft herumgetragen werden; Abgang von übelriechenden Winden.
V: abends und nachts
B: Aufstoßen, frische Luft
Dosierung: Dreimal täglich je 1 Globulus in die Wangeninnentasche des Babys geben.

Citrullus colocynthis (Koloquinte, Bittermelone)

Die Bittermelone zählt wie die Zaunrübe zur Familie der Kürbisgewächse und ist in den Steppen und Halbwüsten Nordafrikas und Vorderasiens beheimatet. In ihrer dicken rübenförmigen Wurzel speichert sie viel Wasser und viele Nährstoffe, deshalb kann sie lange Trockenperioden gut überstehen. Aus ihren gelben Blüten entwickeln sich melonenartige und sehr bitter schmeckende Früchte, die der Pflanze den Beinamen „Bittermelone" einbrachten. Diese sind stark curcubitacin-haltig und somit giftig. Das aus dem getrockneten Fleisch der reifen, entkernten Früchte gewonnene homöopathische Mittel wird gegen Koliken und Durchfälle mit oder ohne Erbrechen eingesetzt.

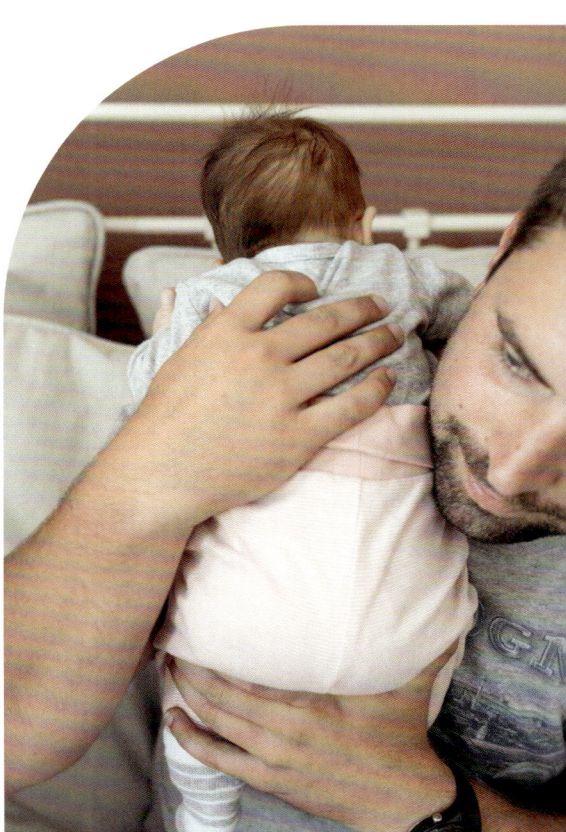

Colocynthis D12

Bei: kolikartigen Schmerzzuständen; Reizüberflutung mit Schreiattacken; schmerz-
bedingtem Erbrechen und Durchfall; Mus-
kelkrämpfen; Kindern, die sich krümmen
und denen Pucken Linderung bringt.
V: Ärger, vor 16:00 Uhr
B: Wärme, fester Druck, Zusammen-
krümmen
Dosierung: Zwei- bis dreimal täglich je
1 Globulus in die Wangeninnentasche
des Babys geben.

Magnesium carbonicum (Magnesiumcarbonat)

(Siehe S. 129)
Das Hauptanwendungsgebiet von Magnesium carbonicum liegt in der Therapie
von Verdauungsbeschwerden. Es wirkt
Krämpfen von Hohlorganen wie Magen,
Darm, Gallenblase, Gebärmutter u. a.
entgegen. Zum Einsatz kommt es zudem
bei kindlicher Entwicklungsretardierung,
bei reizüberforderten „Schreikindern" und
sehr erschöpften Frauen.

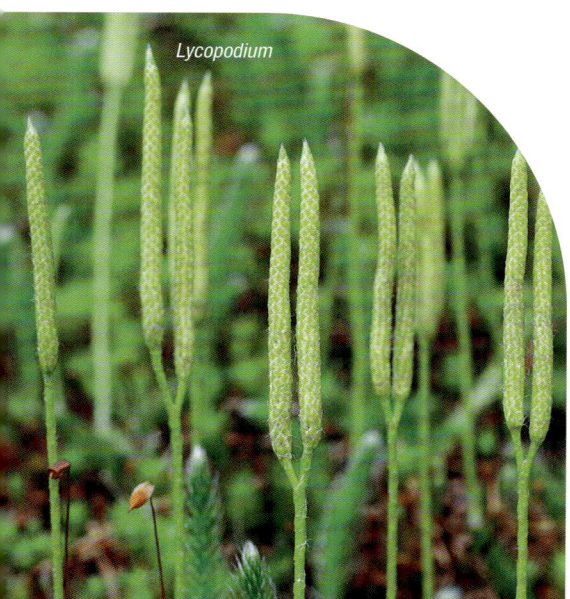

Lycopodium

Magnesium carbonicum D12

Bei: Blähungen bei übernervösen, zornig
schreienden Säuglingen; saurem Geruch
aller Ausscheidungen; Milchunverträglichkeit; Anziehen der Beine unmittelbar nach
der Nahrungsaufnahme; anfallsweisen und
periodischen Beschwerden – meist drei-
bis vierwöchig.
V: 3:00 bis 5:00 Uhr morgens, Aufnahme
von Milch
B: Gehen im Freien
Dosierung: Zwei- bis dreimal täglich je
1 Globulus in die Wangeninnentasche
des Babys geben.

Lycopodium (Bärlapp)

Lycopodium (siehe S. 67) ist ein wichtiges
Mittel zur homöopathischen Behandlung
von „Schreibabys". Oft möchte das Kind
nicht angefasst oder getragen werden, seine Stirn ist beim Schreien stark gerunzelt.
Es leidet unter Blähungen, die sich besonders in der Zeit zwischen 16:00 und 20:00
Uhr verschlimmern. Milch und Möhren
verstärken die Blähungen. Kleine Mahlzeiten und Aufstoßen-Lassen verbessern den
Zustand, das Kind schreit weniger. Gehen
Winde ab, erleichtert das nur kurzfristig.

Lycopodium D12

Bei: aufgebähtem Abdomen; Meteorismus;
saurem Aufstoßen; mangelnden Verdau-
ungskräften (Bäuchlein fühlt sich kühl an);
einem warmen und einem kalten Füßchen.
V: 16:00 bis 20:00 Uhr; morgens, Wärme
B: Bewegung, warmes Essen
Dosierung: Zwei- bis dreimal täglich je
1 Globulus in die Wangeninnentasche
des Babys geben.

Schüßler-Salze

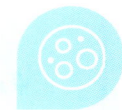

Die Art der Blähungen ist hier maßgeblich. Die Auswahl der Schüßler-Salze richtet sich danach.

- Bei kolikartigen Krämpfen:
Nr. 7 Magnesium phosphoricum D6 als „Heiße Sieben" mit 2 Tabletten zubereiten und alle 15 Minuten 1 Löffelchen davon dem Baby geben; bei jedem Windeln eine sanfte Bauchmassage mit Salbe Nr. 7 durchführen. Alternativ kann die Mutter vor jedem Stillen eine „Heiße Sieben" mit 5 Tabletten zu sich nehmen.
- Bei Blähungskoliken:
Dies ist daran zu erkennen, dass die Kinder die Beinchen hochziehen. Nr. 7 Magnesium phosphoricum D6 als „Heiße Sieben" mit 2 Tabletten zubereiten und alle 15 Minuten 1 Löffelchen davon dem Baby geben; bei jedem Windeln eine sanfte Bauchmassage mit Salbe Nr. 7 durchführen. Alternativ kann die Mutter vor jedem Stillen eine „Heiße Sieben" mit 5 Tabletten zu sich nehmen.
- Bei Blähungen und Bauchschmerzen durch Fettunverträglichkeit oder Säure:
Nr. 9 Natrium phosphoricum D6 vor jedem Stillen 1/2 Tablette in gelöster Form als Tablettenbrei in die Wangeninnentasche des Kindes streichen; Salbe Nr. 9 am rechten Rippenbogen morgens und abends sanft einmassieren.

- Bei Krämpfen durch Nervosität:
Nr. 5 Kalium phosphoricum D6 dreimal täglich bis 15:00 Uhr 1/2 Tablette in gelöster Form als Tablettenbrei in die Wangeninnentasche des Kindes streichen.
- Bei Schmerzen im rechten Oberbauch:
Nr. 10 Natrium sulfuricum D6 dreimal täglich vor jedem Stillen 1/2 Tablette in gelöster Form als Tablettenbrei in die Wangeninnentasche des Kindes streichen; Salbe Nr. 10 am rechten Rippenbogen morgens und abends sanft einmassieren.
- Bei Blähungen, die nach faulen Eiern riechen:
Nr. 4 Kalium chloratum D6 vor jedem Stillen 1/2 Tablette in gelöster Form als Tablettenbrei in die Wangeninnentasche des Kindes streichen; Salbe Nr. 4 am rechten Rippenbogen morgens und abends sanft einmassieren.
- Bei versetzten Winden, besonders rechts:
Diese Beschwerden sind an einer Vorwölbung des Bäuchleins zu erkennen. Hier Nr. 6 Kalium sulfuricum D6 und Nr. 10 Natrium sulfuricum D6 im täglichen Wechsel vor jedem Stillen 1/2 Tablette in gelöster Form als Tablettenbrei in die Wangeninnentasche des Kindes streichen.
Salbe Nr. 6 und Salbe Nr. 10 ebenfalls im täglichen Wechsel unter dem rechten Rippenbogen morgens und abends sanft einmassieren. Ergänzend Nr. 8 Natrium chloratum D6: Während einer stillfreien Zeit zweimal täglich bis 16:00 Uhr 1/2 Tablette in gelöster Form als Tablettenbrei in die Wangeninnentasche des Kindes streichen.

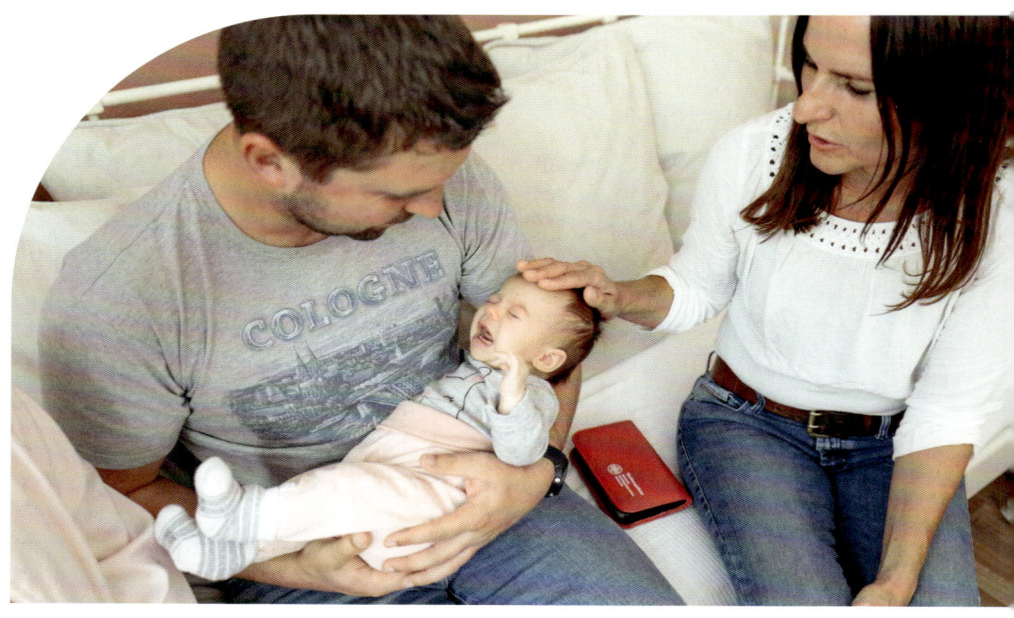

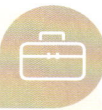

Beratungs- & Behandlungstipps

- Carum carvi comp. Säuglingszäpfchen (Wala)
- Bellilin Globuli (Mama Natura)
- BiGaia® Tropfen (Pädia): Einmal täglich 5 Tropfen auf 1 TL Muttermilch oder Wasser dem Baby verabreichen.
- Auflegen einer warmen Ölkompresse mit Fenchel-Kümmelöl (von Stadelmann; die Ölkompresse zwischen zwei gefüllten Wärmflaschen in Butterbrotpapier erwärmen).

- warm-feuchter Bauchwickel mit Frisch-pflanzentüchlein Sauerklee (Fa. Alpmed; Bezug über: Christine Ambühl, www.sine-hilft.de)
- Auflegen eines trockenen Bauchwickels mit Schafwollvlies, z. B. Baby-Bäuch-lein-Wickel Kümmel (Wachswerk)
- Einreibungen mit Malvenöl (Wala), diese haben durchwärmende Wirkung.
- Flaschenkindern vor der Mahlzeit 2 bis 3 TL ungesüßten Fenchel-Kümmel-Tee anbieten; Stillmamas kauen täglich eini-ge Kümmel- oder Fenchelsamen.

Reflux, vermehrtes Spucken

Bis zu 70 Prozent aller gesunden Säuglinge spucken – besonders häufig in den ersten 4 Lebensmonaten. Aufgrund des nur kleinen Fassungsvermögens des Magens und der Speiseröhre sowie der noch bestehenden Unreife des Gastrointestinaltraktes kommt es zum unwillkürlichen Zurückfließen von Mageninhalt in die Speiseröhre und zum passiven Auswurf von Nahrung. Ohne weitere Symptome ist ein Reflux im Säuglingsalter physiologisch.

Treten jedoch durch einen unphysiologisch lang andauernden Reflux wiederholt Symptome auf, die mit einer Gedeihstörung einhergehen, ist dies ein Zeichen einer pädiatrisch behandlungsbedürftigen gastroösophagealen Refluxkrankheit (GERD: gastroesophageal reflux disease).

Ursachen

- funktionell unreifer Magen-Darm-Trakt
- zu flacher His'scher Winkel (distaler Ösophagus zu Magenfundus)
- unzureichender Magenverschluss durch Ösophagussphinkter
- Koordinationsstörungen beim Schlucken

Symptome

- müheloses flüssiges Aufstoßen (Regurgitation) bis zu fünfmal täglich

Maßnahmen

- Eindicken der Formulanahrung z. B. mit Johannisbrotkernmehl, Maisstärke oder Verwendung fertiger Anti-Reflux-Nahrung (Cave: Obstipation, auf Stuhlkonsistenz achten!)
- aufrechte Position des Babys während und nach der Nahrungsaufnahme für ca. 20 Minuten
- Linksseitenlagerung postprandial
- bei Verdacht auf Nahrungsmittelunverträglichkeit, z. B. auf Kuhmilch- oder andere Proteine, Nahrungsumstellung auf hypoallergene Nahrung
- Bei Verdacht auf gastroösophageale Refluxkrankheit das Baby an Kindergastroenterologen oder Pädiater weiterleiten.

Differentialdiagnostik: gastroösophageale Refluxkrankheit (GERD)

Bei folgenden Erkrankungen und bei Frühgeborenen tritt eine GERD gehäuft auf:
- kongenitale Zwerchfellhernie
- Bauchdeckendefekte
- Ösophagusatresie
- neurologische Störungen (z. B. Zerebralparese)
- chronische Lungenerkrankungen (z. B. Mukoviszidose)

167

Symptome GERD

- Weinen, Überstrecken von Kopf und Oberkörper nach hinten nach jeder Mahlzeit
- Nahrungsverweigerung
- regelmäßiges, aktives Erbrechen (im Schwall), säuerlich, mit Milchresten
- Erbrechen von Blut, Blutbestandteilen oder Gallensaft
- Eisenmangelanämie
- Gedeihstörungen
- wiederholte Atemwegsinfekte, Husten nach Mahlzeiten
- Asthma
- Stridor, Dyspnoe bis hin zur Apnoe
- Aspiration, dadurch Risiko eines SIDS (sudden infant death syndrome)

Homöopathische Arzneimittel

Aethusa cynapium (Hundspetersilie)
Die Hunds- oder auch Narrenpetersilie zählt zur Familie der Doldenblüter (Apiaceae). Die giftige Pflanze, auch Gartenschierling genannt, kann bis zu 1 m hoch werden und wächst vorrangig in Europa und Asien. Der Name „Hundspetersilie" entstand wohl dadurch, dass die Pflanze der Gartenpetersilie zwar sehr ähnlich sieht, aber im Gegensatz zu dieser ungenießbar ist. Aethusa findet man vorwiegend an Wegen und auf Weiden; dort ist sie ein unerwünschtes Unkraut, da sie auch für Tiere sehr giftig ist.

Grund dafür sind die Alkaloide Aethusin und Coniin, die in ihrer Wirkung der des Schierling ähnlich sind. Für das homöopathische Mittel wird die frische ganze Pflanze mit unreifen Früchten zur Blütezeit geerntet. Es wirkt bevorzugt auf Beschwerden des zentralen Nervensystems und des Magen-Darm-Traktes.

Aethusa D12
Bei: Unverträglichkeit von (Mutter-)Milch; flüssigem Aufstoßen der Milch direkt nach der Mahlzeit; Hunger sofort nach dem Erbrechen; Pylorusspasmen; Laktoseintoleranz; Durchfällen.
V: heißes Wetter, 3:00 bis 4:00 Uhr morgens
B: im Freien
Dosierung: Zwei- bis dreimal täglich je 1 Globulus in die Wangeninnentasche des Babys geben.

Magnesium carbonicum
(Siehe S. 129)
Magnesium carbonicum ist ein gutes homöopathisches Mittel bei kindlichen Ernährungsproblemen mit Magen-Darm-Beschwerden und typisch säuerlich riechenden Körperabsonderungen.

Magnesium carbonicum D6
Bei: Ernährungsproblemen, schlechter Gewichtszunahme; Milchunverträglichkeit und leichtem Erbrechen in den ersten Lebenswochen; Bauchschmerzen nach Milchmahlzeiten; grünlichen, froschlaichartigen, sauren Stühlen, aber auch Verstopfung; großer Geräuschempfindlichkeit.

V: 3:00 bis 5:00 Uhr morgens, Aufnahme von Milch
B: Gehen im Freien
Dosierung: Dreimal täglich je 1 Globulus in die Wangeninnentasche des Babys geben.

Cuprum metallicum (metallisches Kupfer)
Seinen Namen verdankt das Kupfer der Mittelmeerinsel Zypern, wo das „aes cyprium" (cyprisches Erz, Kupfererz) bereits in der Antike aus reichhaltigen Lagerstätten abgebaut wurde. Im menschlichen Organismus ist Kupfer ein wichtiges Spurenelement, das eine Vielzahl lebenswichtiger Funktionen unterstützt, z. B. die Melanin- und Blutbildung sowie Enzym- und Hormonwirkungen. Für die Herstellung der homöopathischen Arznei wird Kupfer mit Milchzucker verrieben und fein pulverisiert, sodass es löslich ist und im Verdünnungs- und Verschüttelungsprozess potenziert werden kann. Cuprum metallicum hat insbesondere eine Wirkung auf Krämpfe und Spasmen in allen Organsystemen, insbesondere auf die der glatten Muskulatur.

Cuprum metallicum D12
Bei: schlaffem, atonischem Erbrechen – Milch fließt auch durch Nase zurück; „ungeschicktem" Trinken mit gurgelnden Geräuschen; Kindern, die sich oft verschlucken; häufigem Schluckauf; vermehrtem Speichelfluss.
V: Berührung, Erbrechen, nachts
B: Trinken von kaltem Wasser
Dosierung: Dreimal täglich je 1 Globulus in die Wangeninnentasche des Babys geben.

Schüßler-Salze

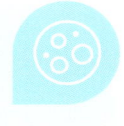

Bei vermehrtem Spucken ist das Mittel der Wahl Nr. 9 Natrium phosphoricum. Vor jeder Mahlzeit 1/2 Tablette in gelöster Form als Tablettenbrei in die Wangeninnentasche des Kindes streichen. Außerdem bei jedem Wickeln die Salbe Nr. 7 im Bereich des Oberbauches sanft einmassieren.

Beratungs- & Behandlungstipps

- Schaumvermeidung bei Zubereitung von Formulanahrung
- mehrere kleinere Mahlzeiten, nicht kurz vor dem Hinlegen füttern
- Lochgröße des Saugers anpassen, damit das Kind langsam trinkt.
- Ausreichend Zeit fürs Bäuerchen geben.
- Kind warm halten, wärme Ölkompressen mit Oleum aethereum Melissae indicum 10 Prozent (Weleda)
- Baucheinreibungen mit Kupfersalbe rot (Wala), zweimal täglich
- Gentiana Magen Globuli velati (Wala), zwei- bis dreimal täglich 3 Globuli

Schlafstörungen, Unruhe

Schlafstörungen gehören zu den häufigsten Verhaltensauffälligkeiten im Kindesalter. Jedes 3. Kind ist im Verlaufe seiner Entwicklung davon betroffen. In der Kindheit überwiegt der REM-Schlaf, dem meist eine kurze Aktivierung des zentralen Nervensystems (Arousal) und – daraus resultierend – eine leichtere Erweckbarkeit vorausgeht. Durch die kürzere Dauer eines Schlafzyklus durchlaufen Kinder zudem häufiger die leichten Schlafstadien des Non-REM-Schlafs, in denen der Schlaf störanfälliger ist. Als Folge der biologischen Ausbildung des individuellen Schlaf-Wach-Rhythmus und der seelischen Entwicklung ist das Risiko für Schlafstörungen im Kindesalter deshalb höher.

Unterschieden werden dabei primäre und sekundäre Schlafstörungen. Die primären Schlafstörungen treten ohne zugrunde liegende Erkrankung auf, häufigste Formen sind Einschlaf- und Durchschlafstörungen. Eine Einschlafstörung liegt vor, wenn an mehr als 3 Abenden in der Woche das Einschlafen des Kindes länger als eine halbe Stunde dauert. Von einer Durchschlafstörung spricht man, wenn der Säugling in mehr als 3 Nächten in der Woche aus unruhigem Schlaf erwacht und nicht wieder in den Schlaf finden kann. Sekundäre Schlafstörungen sind ein Symptom einer schwerwiegenden Grunderkrankung.

Ursachen

- unpassende Schlafhygiene und -umgebung
- wenig strukturierte Tages- und Zubettgehroutine
- kindlicher Chronotypus, ggf. genetisch bedingt
- Erziehungsverhalten der Eltern
- Belastungen der frühen Eltern-Kind-Beziehung
- daraus resultierende Regulationsstörungen
- Komorbidität mit exzessivem Schreien
- Atemaussetzer, obstruktive Schlafapnoe
- organische Ursachen, wie z. B. Lippen-Kiefer-Gaumenspalte

Bitte beachten

Individueller Schlafbedarf

Es gibt keine Regel, wie viel Schlaf ein Kind benötigt. Die meisten Säuglinge schlafen 14 bis 18 Stunden pro Tag. Manchen reichen auch 12 bis 14 Stunden, andere wiederum schlafen bis zu 20 Stunden pro Tag. Ein Kind kann nur so viel schlafen, wie es seinem individuellen Schlafbedarf entspricht.

Symptome

- Einschlafphase dauert an mehr als 3 Abenden pro Woche länger als 30 Minuten.
- Häufiges Aufwachen des Kindes in mehr als 3 Nächten pro Woche, es hat weder Hunger, Durst noch eine volle Windel.
- Kind hat nur wenige Stunden durchgehenden Schlaf, oft nicht länger als 1 Stunde.
- Einschlafen nur bei Zuwendung, Wiegen, Schaukeln, Füttern etc.
- spätes Einschlafen am Abend, frühes Erwachen am Morgen

Maßnahmen

- Schlafprotokoll zur Verdeutlichung des Schlaf-Wach-Rhythmus
- konkrete Einschätzung des individuellen Schlafbedarfs
- Verhaltensänderung der Eltern, Erwartungshaltung überprüfen
- Förderung des selbstständigen Einschlafens als Voraussetzung für das Durchschlafen
- Rhythmus- und Schlafregulation:
  - Schaffen und Einhalten eines gleichbleibenden Einschlafrituals
  - Von Beginn an regelmäßige Schlaf-Wach-Zeiten etablieren.
  - Kind zu Bett bringen, bevor es übermüdet ist.
  - keine sensorischen Reize unmittelbar vor dem Zubettgehen
  - ruhige abgedunkelte Schlafumgebung, Raumtemperatur möglichst 17 bis 18 °C
  - Kind im Bett zur Ruhe kommen lassen, es muss nicht sofort schlafen. Wiegen wirkt in der Regel schlaffördernd.
  - keine anregenden Aktivitäten und Reizeinwirkungen bei nächtlichem Wiederaufwachen
  - beruhigendes Einwirken und Wiederholung des Einschlafrituals beim Aufwachen in der Nacht
  - Weinendes Kind immer trösten, bei ihm bleiben, bis es zur Ruhe kommt. Nicht in den Schlaf weinen lassen!
- ggf. Familienhebamme/Frühe Hilfen/ Psychotherapeut/Pädiater hinzuziehen.

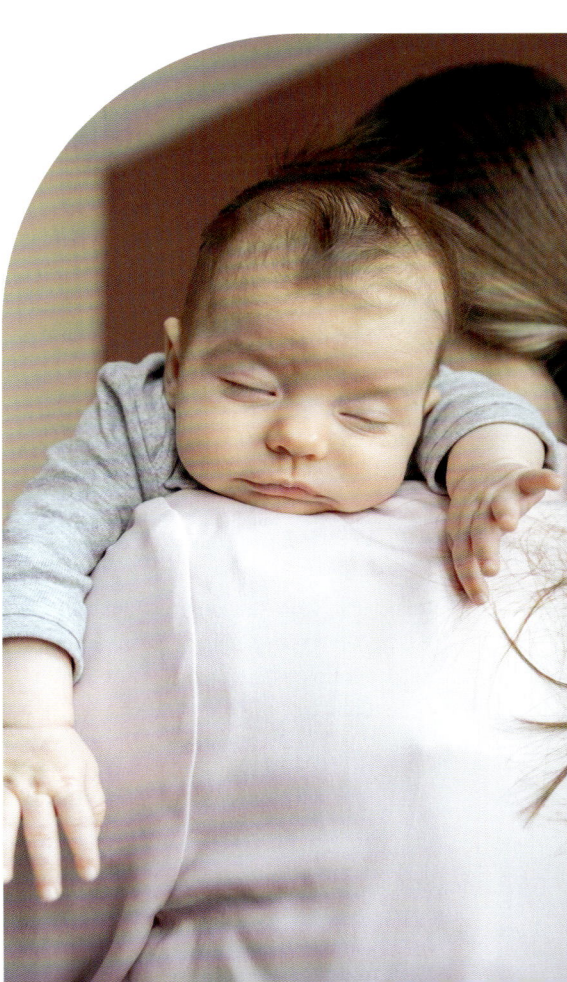

Homöopathische Arzneimittel

Matricaria chamomilla
(Echte Kamille, Feldkamille)
(Siehe S. 36)
Dass der phytotherapeutische Einsatz der Kamille bei Haut- und Schleimhautentzündungen hervorragende Ergebnisse erzielt, ist volksmedizinisch gut bekannt. In der Homöopathie kommt Chamomilla darüber hinaus als Mittel für das Nervensystem zum Einsatz. Besonders wirksam hilft es bei einer Überempfindlichkeit der Sinnesorgane und Nervenbahnen, die Informationen aus der Peripherie an das Gehirn weiterleiten.

Chamomilla D12
Bei: Kindern, die schlaflos trotz großer Müdigkeit sind; bei Kindern, die sich mit Händen und Füßen gegen das Zubettbringen wehren; wiederholtem, zornigem Aufschreien in der Nacht; tagsüber unruhigen und unleidigen Kindern; Kindern, die das Herumtragen nur kurz beruhigt; Schlafproblemen während der Zahnungsphase.
V: nachts, Wärme, Wind, Ärger
B: lokale Wärme, Herumgetragenwerden (vorübergehend)
Dosierung: Zwei- bis dreimal täglich je 1 Globulus in die Wangeninnentasche des Babys geben.

Coffea (Kaffee)
(Siehe S.77)
Die anregende Wirkung des Kaffees ist hinlänglich bekannt und wird in unserer Kultur viel und gern genutzt. Als homöopathisches Mittel wird Kaffee (Coffea) entsprechend Hahnemanns Ähnlichkeitsregel gegen genau die Symptome eingesetzt, die er bei übermäßigem Genuss auslöst: Schlaflosigkeit, Unruhe und Nervosität. In homöopathischer Dosierung ist Coffea eines der wichtigsten Schlafmittel. Es kommt bei Säuglingen vor allem dann zum Einsatz, wenn diese nach einem aufregenden Tag mit (zu) vielen Sinneseindrücken nicht in den Schlaf finden können.

Coffea D12
Bei: Überempfindlichkeit gegen Lärm und Sinnesreize; Kindern, die nach einem aufregenden Tag nicht zur Ruhe finden – sie sind zunächst völlig übermüdet, dann zunehmend munter; Kindern, die bei nächtlichem Aufwachen hellwach und aufgedreht sind – sie möchten die Nacht zum Tag machen; Kindern, die tagsüber lebhaft und interessiert sind.
V: starke Emotionen, Lärm, Kälte, nachts
B: Liegen, Wärme
Dosierung: Zwei- bis dreimal täglich je 1 Globulus in die Wangeninnentasche des Babys geben.

Cypripedium pubescens (Frauenschuh)
Der Frauenschuh zählt zu den Orchideengewächsen und kommt in Nordamerika, China und Europa vor. Ihren Namen verdankt die Pflanze ihrer hübschen Blüte, die an einen Schuh erinnert. Die homöo-

pathische Urtinktur wird aus den frischen, im Herbst geernteten unterirdischen Teilen der Pflanze gewonnen. Das Mittel wirkt auf das zentrale Nervensystem. Homöopathisch behandelt man damit deshalb nervöse Schlaflosigkeit, vorrangig bei Frauen, Kindern und Säuglingen, aber auch juckende Ekzeme.

Cypripedium pubescens D6

Bei: anhaltender Tag-Nacht-Rhythmusstörung; nervös bedingter Schlaflosigkeit – Kind spielt nachts im Bett; Schlaflosigkeit mit ständigem Drang zu sprechen; juckenden Ekzemen.
V: keine Angaben
B: keine Angaben
Dosierung: Zwei- bis dreimal täglich je 1 Globulus in die Wangeninnentasche des Babys geben.

Valeriana officinalis (Echter Baldrian)

Dem echten Baldrian, der in ganz Europa und in Asien heimisch ist, eilt der Ruf als „Schlafbereiter" bereits voraus. Seine Inhaltsstoffe docken ähnlich wie körpereigene Botenstoffe dort im Gehirn an, wo der Schlaf „eingeläutet" wird und fördern das Ein- und das Durchschlafen. Verantwortlich für diese charakteristische Wirkung sind die Inhaltsstoffe Valtrat, Isovaleriansäure, Lignane und Baldrinal, die vor allem am zentralen Nervensystem ansetzen und außerdem den unverkennbaren Geruch von Baldrian bewirken. Für das homöopathische Mittel werden die getrockneten unterirdischen Teile der Pflanze verwendet.

Valeriana D12

Bei: ruhelosem Schlaf – das Kind ist in den frühen Morgenstunden hellwach; nervöser Unruhe; Überempfindlichkeit; Milcherbrechen nach dem Stillen.
V: Ruhe, Stehen, Sitzen
B: Bewegung
Dosierung: Zwei- bis dreimal täglich je 1 Globulus in die Wangeninnentasche des Babys geben.

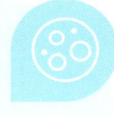

Schüßler-Salze

Manche Neugeborenen sind nach der Geburt extrem unruhig. Sie schreien, schlafen kaum, sind blass und leiden – möglicherweise unter Bauchkrämpfen. Oft wirkt eine Massage des schmerzenden Bäuchleins mit der Salbe Nr. 7 wohltuend und beruhigend. Für die weitere Anwendung empfehlen sich folgende Schüßler-Salze und -Salben.

- Bei Unruhe:
  Nr. 7 Magnesium phosphoricum D6: Vor jedem Stillen 1 Tablette in gelöster Form als Tablettenbrei in die Wangeninnentasche des Kindes streichen. Zusätzlich für die stillende Mutter: Vor jedem Stillen 1 bis 2 Tabletten lutschen.
- Bei Einschlafstörungen:
  Nr. 7 Magnesium phosphoricum D6 und Nr. 11 Silicea D12: Je 2 Tabletten zusammen als Heiße X zubereiten,

diese dem Säugling vor dem Schlafenlegen löffelweise einflößen. Für die stillende Mutter: Vor jedem Stillen eine Heiße X aus je 5 Tabletten trinken. (Schüßler Salz Nr. 7 und Nr. 11 können gemeinsam aufgelöst werden!)

- Bei auffallender Blässe des Säuglings:
Nr. 2 Calcium phosphoricum D6: Zweimal täglich 1 Tablette in gelöster Form als Tablettenbrei in die Wangeninnentasche des Kindes streichen. Zusätzlich für die stillende Mutter: Vor jedem Stillen 2 Tabletten lutschen. Nr. 3 Ferrum phosphoricum D12: Vor- und nachmittags 1 Tablette in gelöster Form als Tablettenbrei in die Wangeninnentasche des Kindes streichen. Zusätzlich für die stillende Mutter: Vor jedem Stillen vor- und nachmittags 2 Tabletten lutschen.
- Bei Krämpfen:
Nr. 7 Magnesium phosphoricum D6: Vor jedem Stillen 1 Tablette in gelöster Form als Tablettenbrei in die Wangeninnentasche des Kindes streichen. Zusätzlich für die stillende Mutter: Vor jedem Stillen eine „Heiße Sieben" aus 5 Tabletten trinken.
- Bei Bedarf Salbe Nr. 7 zur Massage des Bäuchleins verwenden; morgens und vormittags die Salbe Nr. 8 beim Wickeln hauchdünn im Bereich von Magen und Speiseröhre einreiben.

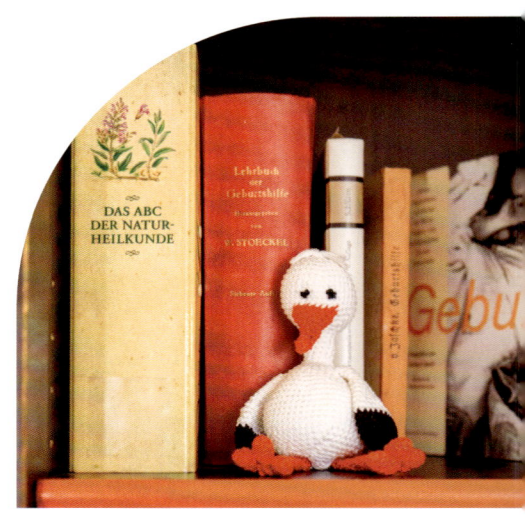

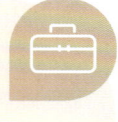

Beratungs- & Behandlungstipps

- Kind warm halten, Seidenmützchen anziehen.
- „Schnuffelwindel" mit Mamas Duft ins Bettchen legen.
- Auf warme Füße achten; kalte Füßchen mit Kupfer Salbe rot (Wala) massieren, anschließend Wollsöckchen anziehen.
- Entspannungsbad vor dem Schlafengehen: 2 Tropfen Kamille römisch und 1 bis 2 Tropfen Lavendel extra mit 1 EL Sahne emulgieren und ins Badewasser geben, anschließend Babymassage mit Malvenöl (Wala).
- Passiflora Kinderzäpfchen (Wala) zur Schlafrhythmusfindung

Literaturempfehlungen

- Allen Henry C.,
  Meister der klassischen Homöopathie.
  Leitsymptome homöopathischer
  Arzneimittel, Elsevier 2017

- Boericke Oscar, Boericke Wilhelm,
  Handbuch der homöopathischen
  Arzneimittellehre mit Repertorium,
  Narayana Verlag 2018

- Bühring Ursula,
  Praxis-Lehrbuch Heilpflanzenkunde:
  Grundlagen – Anwendung – Therapie,
  Haug Verlag 2014

- Deutsche Homöopathie Union,
  Homöopathisches Repetitorium:
  Arzneimittellehre in Tabellenform,
  DHU 2018

- Fischer-Rizzi Susanne,
  Das große Buch der Pflanzen-
  wässer – Pflegen, heilen,
  gesund bleiben mit Hydrolaten,
  AT Verlag 2014

- Geißler Jan, Quak Thomas,
  Leitfaden Homöopathie,
  Elsevier 2016

- Graf Friedrich P.,
  Homöopathie für Hebammen
  und Geburtshelfer, Gesamtausgabe,
  Staude Verlag 2010

- Häusler Helga,
  Homöopathie in der Hebammenarbeit,
  Lehrbuch mit Materia Medica,
  Elsevier 2008

- von Keller Georg, Künzli Jost,
  Repertorium der homöopathischen
  Arzneimittel,
  Haug Verlag 2011

- Phatak S.R.,
  Homöopathische Arzneimittellehre,
  Elsevier 2013

- Stadelmann Ingeborg,
  Homöopathie für den Hebammenalltag,
  Stadelmann Verlag, 2010

- Wolffskeel von Reichenberg Angelika,
  Schüßler-Salze für Kinderwunsch,
  Schwangerschaft und Geburt,
  Mankau Verlag 2011

- Wolffskeel von Reichenberg Angelika,
  Deine Nahrung sei dein Heilmittel,
  Ernährung im Biorhythmus, 2. Auflage,
  Mankau Verlag 2012

- Wolffskeel von Reichenberg Angelika,
  Schüßler-Salze für Ihr Kind, 2. Auflage,
  Mankau Verlag 2014

- Wolffskeel von Reichenberg Angelika,
  Die 12 Salze des Lebens, Biochemie
  nach Dr. Schüßler, 8. Auflage,
  Mankau Verlag 2019

Impressum

Die Deutsche Nationalbibliothek verzeichnet diese Publikation in der Deutschen Nationalbibliografie, detaillierte bibliografische Daten sind im Internet über http://dnb.d-nb.de abrufbar.

Informationen zu unserem gesamten Programm, unsere AutorInnen und zum Verlag finden Sie unter: www.mabuse-verlag.de.
Wenn Sie unseren Newsletter zu aktuellen Neuerscheinungen und anderen Neuigkeiten abonnieren möchten, schicken Sie bitte einfach eine E-Mail mit dem Vermerk „Newsletter" an: online@mabuse-verlag.de

Abbildungsverzeichnis:
© Angelika Salomon Fotografie: Umschlag, Seiten 2, 6, 21, 32, 34, 41-43, 46, 50, 52, 56, 57, 60, 62, 64, 69, 72, 77, 80, 82, 84, 90, 96, 101, 106, 110, 115, 120, 123, 125, 127, 130, 133, 134, 141, 144, 149, 153, 154, 157, 163, 166, 171, 174.
Wir danken den Hebammen Simone Rohr und Melanie Fuchs, sowie Laura, Benjamin & Eva, Alexandra, Benjamin & Luis für die spontane Mitwirkung als Models in diesem Buch. Ihr seid einfach großartig!

© DHU: Seiten 14-17, 37, 48, 54, 61, 66, 67, 83, 94, 95, 99, 108, 113, 129, 139, 143, 150, 159.
© H. Zell: Seiten 75, 93, 114, 124.
© C. Fischer/Wikimedia, attribution: https://creativecommons.org/licenses/by-sa/3.0/, Seiten 16 (Lycopodium), 164.
© Schmelz Fotodesign: Portrait Gräfin Wolffskeel von Reichenberg Seite 2.
© R. Carey/stock.adobe.com, Sepia Seite 16.
© WavebreakmediaMicro/stock.adobe.com Seite 59.

© 2020 Mabuse-Verlag GmbH
Kasseler Str. 1 a
60486 Frankfurt am Main
Tel.: 069 – 70 79 96-13
Fax: 069 – 70 41 52
verlag@mabuse-verlag.de
www.mabuse-verlag.de

Layout, Satz und Umschlaggestaltung: Liane Welzenbach, Visuelle Kommunikation, Nürnberg
Lektorat: Claudia Weingartner, Icking
Druck: Kösel, Altusried-Krugzell
ISBN: 978-3-86321-448-7

Printed in Germany